ちさせる鉄則
歯を長持
1⋯時⋯
代

U0043816

# 牙齒好 遠離**99**% 健康未爆彈

萬病源於口！Q&A掌握保健關鍵，
預防牙周病、失智、中風、心肌梗塞、糖尿病、肺炎

魚田真弘 著
許郁文 譯

# 前言

## 在人生一百年的時代裡，讓牙齒長久使用的鐵則

首先感謝大家購買本書。

購買本書的讀者應該來自不同的領域，比方說，平日就擔心口腔健康的人，或是對牙齒有興趣的人，所以我要先說明出版本書的理由，以及介紹讓我們越來越長壽，以及與牙齒有關的生活環境。

首先要說明的是壽命越來越長這點。根據日本厚生勞動省的統計，2019年的日本男性平均年齡為81.4歲，日本女性平均年齡為87.5歲，放眼全世界，日本也是屬一屬二的長壽國家。此外，世界級知名暢銷書籍《100歲的人生戰略》（林達葛瑞騰、安德魯史考特著，商業周刊出版）也指出，在2050年之前，日本超過100歲以上的人口將突破100萬人，所以將日本形容成世界首屈一指的超高齡社會也不為過。

另一方面，牙齒的壽命又如何呢？令人意外的是，在6歲長出來的臼齒的平均壽命居然只有51歲，被認為是最長壽的犬齒也只有60歲而已（2016年牙科疾患實態調查）。雖然牙齒的壽命也是一年比一年長，但仔細想想就會發現，牙齒與身體的壽命居然有40年的差距。

那麼這「空白的40年」到底是怎麼樣的生活呢？

大部分的人在進入被譽為高齡者的年齡之後，都會少了幾顆牙齒，也都會接受相對的治療，而且每次治療，都會因為失去牙齒而無法吃一些口感較硬的食物。

隨著年紀越來越大，有些想吃的東西就再也吃不動……

沒辦法與重視牙齒的朋友吃一樣的東西，所以越來越排斥與別人來往，心情也越變越糟。

就算能夠活得很久，沒辦法隨心所欲地吃想吃的東西，進食的樂趣減少一半，一直躲在家裡閉門不出，也越來越沒有自信……

想到這裡，不禁讓人覺得有點鬱悶，我想應該不是只有我有這種感覺。

本書是弭平**「人生100年－牙齒壽命60年」**這個落差，幫助牙齒活100年的一本書，書中將為大家鉅細靡遺地介紹絕對該知道的相關知識。

假設「人生100年－牙齒壽命100年」的公式成立，有什麼好處呢？

「退休後，也能享受第二人生」

「能盡情地咀嚼想吃的食物」

「能夠徹底咀嚼食物，所以能盡情地享受喜歡的運動」

「能一邊與朋友聊天，一邊享受飲食」

「看起來比實際年齡年輕」

「在旅行途中拍攝記念照片時，也敢開口大笑，露出自豪的牙齒」

這對我們的人生來說，可說是百利而無一害。

身為牙醫的我，非常希望幫助大家達成「100-100」這個目標，讓大家享受這樣的人生，因此將本書的內容分成三大重點，介紹該如何弭平身體與牙齒的壽命的落差。

## ① 了解延長牙齒壽命的鐵則

一如本書書名所述，本書會從預防、治療、補綴的觀點，介紹強化牙齒「耐用度」的知識。這個部分雖然會進一步介紹與這些鐵則有關的口腔用語，但記不住這些用語也沒什麼關係，將本書當成在牙醫診所諮詢之際使用的辭典也沒關係。

此外，還會回答蛀牙、牙周病、刷牙方式、牙膏選擇方式、影響牙齒的習慣，以及其他與牙齒有關的問題。

## ② 了解牙齒與全身的關係

如今已是牙醫診所也要照顧患者全身健康的時代。

現在已是從牙齒或口腔環境就能得知健康狀態的時代，例如從糖尿病、心理疾病這類全身的狀態，或是氟化物、香菸這類外部因素的影響，亦或是牙齒對顎骨、肌肉、全身骨骼、肌肉以及心理的影響。

為了達成人生一百年、牙齒壽命一百年這個目標，還會介紹不可不知的「醫科與牙科的合作方式」。

## ③ 對牙齒與健康的認知會改變

就算學到牙齒相關的知識，也不一定就能實際採取行動，所以本書整理了一些改善心態的建議，其中包含「因為知道定期健康檢查的好處，所以就去檢查看看」、「在刷牙的時候，試著想像刷牙的位置」、「去牙醫診所的話，要帶用藥手冊」、「在固定的時間吃零食」這類建議。

在此為大家簡單地介紹一下我自己。我成為牙醫至今大概10年左右，前五年是在大阪大學第二補綴科服務。所謂的「補綴」就是以人工物修補部分失去或全部失去的牙齒，具體來說，就是牙冠套、假牙與植牙這類治療。由於一直都是在做補綴的治療，所以非常了解天然的牙齒多麼重要，也一直以補牙專家為傲。

成為牙醫十年之後，也看到了不少變化。即使是年齡相同的患者，新人時期（大約2010年的時候）負責的患者，與2021年負責的患者，明顯在活力或年輕的程度上不同。

說得偏頗一點，這一切都是因為患者願意與我們的牙醫診所一起付出行動，照顧自己的牙齒。本書希望進一步介紹牙齒與口腔的基礎知識，以及讓大家在得到這些未曾接觸的常識之後，得到越來越健康的人生。

本書接下來將依照下列的流程，解說牙齒與口腔的基礎知識。

**第1章**　　讓牙齒的壽命延長至100歲。延長口腔健康的壽命。

**第2章**　　以Q&A的方式介紹。盡可能不治療牙齒，讓牙齒得以延長壽命、預防疾病的「預防篇」。

**第3章**　　以Q&A的方式介紹。讓治療過的牙齒盡可能延長壽命的「治療篇」。

**第4章**　　以Q&A的方式介紹。在失去牙齒之後，進行適當補綴的「補綴篇」。

首要目標是讓牙齒的壽命延長至100歲，之後再將目標放在讓口腔的壽命延長至100歲。

　　由衷希望本書能幫助大家達成「**100年（身體的壽命）－100年（口腔的壽命）**」這個目標。

　　如果能陪大家走到最後，那真是作者的萬般榮幸。

2021年7月

Empathy Dental Clinic院長

魚田真弘

## 需要治療的症狀指南

### 如果發現以下的症狀，就去一趟牙醫診所吧

　　接下來要告訴大家的是，要達成牙齒與身體都活「100歲」這個目標，需要注意哪些重點。每個人的口腔都有不同的狀況，有些人可能覺得「現在牙齒已經痛到快哭出來，哪有心情把這本書讀完」，有些人則可能會希望「我想知道我的症狀是什麼問題」。

　　因此我替大家做了張「**各種症狀的牙齒檢查表**」。假設你有表格裡面的症狀，可參考書中提及的時間，盡速預約看診。與這些症狀相關的疾病都標記了對應的頁面，建議大家有空的話，可以讀讀看。

### 紅燈

我知道大家每天都很忙，但如果有下列這些症狀，請立刻去牙醫診所一趟，因為這些都是拖不得的疾病。

□ 明明什麼都沒做，卻覺得牙齒隱隱作痛（大顆蛀牙）
　 75、186頁

□ 放著不管也出血（嚴重的牙周病）60頁

□ 牙齒鬆動（嚴重的牙周病）60頁

□ 吃熱食時，覺得牙齒酸痛（大顆蛀牙）65、75頁

□ 一咀嚼就覺得牙齒痛（嚴重的牙周病或是牙齒缺損）
　 60、213頁

## 黃燈

如果有下列的症狀，請盡可能在一週之內去牙醫診所一趟。

☐ 吃冷食時，覺得牙齒酸痛（敏感性牙齒）22、75頁

☐ 口臭很嚴重（蛀牙或牙周病）141頁

☐ 吃完東西之後，食物常卡在牙縫、牙齒缺損（蛀牙）65頁

☐ 牙齒的填充物或牙冠套脫落（脫落的填充物或牙冠套能放著不管嗎）210頁

☐ 顎部發出「嘎啦嘎啦」的聲音（顳顎關節障礙）38頁

☐ 牙齦腫脹得受不了（牙周病）60頁

☐ 有正在治療的牙齒（放著正在治療的牙齒不管）210頁

## 淡黃燈

雖然不那麼緊急，但還是盡可能在一個月之內去一趟牙醫診所！

☐ 有缺牙（第4章）207頁

☐ 半年沒接受治療（定期健康檢查）119頁

☐ 一刷牙就出血（牙周病）24、59頁

*在此只是介紹有可能的疾病，有可能與實際病情不同。

# 目錄

## 第1章

讓牙齒的壽命延長至100歲。延長口腔健康的壽命。

**讓牙齒的壽命延長至100歲為止！**

# 第2章

以Q&A的方式介紹。盡可能不治療牙齒，讓牙齒得以延長壽命、預防疾病的「預防篇」。

# 第3章

## 以Q&A的方式介紹。讓治療過的牙齒盡可能延長壽命

# 第4章

## 以Q&A的方式介紹。在失去牙齒之後，進行適當補綴的「補綴篇」

## 牙齒的名稱

### 上排牙齒

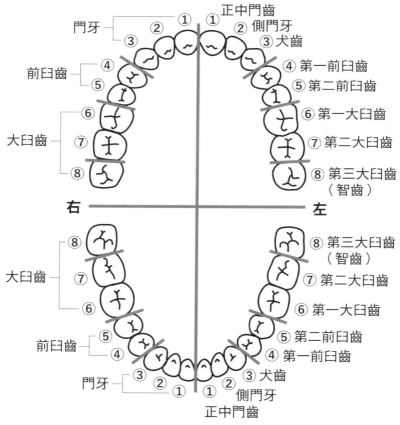

門牙 — ② ①　　① 正中門齒
　　　 ③　　 ② 側門齒
　　　　　　　 ③ 犬齒

前臼齒 — ④　　 ④ 第一前臼齒
　　　　 ⑤　　 ⑤ 第二前臼齒

　　　　 ⑥　　 ⑥ 第一大臼齒

大臼齒 — ⑦　　 ⑦ 第二大臼齒

　　　　 ⑧　　 ⑧ 第三大臼齒
　　　　　　　 （智齒）

**右** ——————— **左**

　　　　 ⑧　　 ⑧ 第三大臼齒
　　　　　　　 （智齒）

大臼齒 — ⑦　　 ⑦ 第二大臼齒

　　　　 ⑥　　 ⑥ 第一大臼齒

　　　　 ⑤　　 ⑤ 第二前臼齒
前臼齒 — ④　　 ④ 第一前臼齒

　　　　 ③　　 ③ 犬齒
門牙 — ② ①　 ② 側門齒
　　　　　　　 正中門齒

### 下排牙齒

# 第1章

# 讓牙齒的壽命延長至100歲。延長口腔健康的時間

　　希望現在有牙痛、牙齒相關症狀的讀者，以及不常去牙醫看病的讀者，都能透過本書了解在人生一百歲的時代，讓牙齒的壽命延長至一百年的重點。

　　各項目的內容都整理成「邁向100的重點」，還請大家務必詳讀。

## 讓牙齒的壽命延長至100歲為止！
## 延長口腔壽命的
## 「牙口保健」檢查表

　　首先請大家確認一下，自己有沒有符合下列這些項目。
這些項目都不會對日常生活造成任何不便，但如果要讓牙齒的
壽命延長至100歲，就不能忽略這些症狀。

□ 喝冷飲的時候會覺得很酸痛。

□ 吃仙貝這類硬物的時候，習慣用單邊的牙齒咬，不容
　 易嚼爛硬物。

□ 刷牙的時候會流血。

□ 每次刷牙都不到5分鐘。

□ 不使用牙膏。長年使用同一種牙膏。

□ 不會使用牙線、牙間刷這類牙刷之外的工具，或是根
　 本不知道有這些工具。

□ 每週喝5次可樂或無糖的碳酸飲料。

□ 常吃零食。

□ 沒有每三個月至半年，定期去牙醫診所健康檢查。

□ 重覆進行局部的治療。

□ 食物常卡在牙齒與牙齒之間。

□ 覺得牙齒的排列不整齊或是牙齒的顏色不好看。很在
　意外表的問題。

□ 一戴口罩就覺得嘴巴很臭。很在意口臭的問題。

□ 嘴巴張得很開之後，耳朵附近或是顎部會發出怪聲。

□ 顎部很疲勞。有時候會連續一個小時盯著電腦或智慧
　型手機的螢幕。

□ 早上起床的時候，有時嘴巴會乾燥得難以呼吸。

□ 很難正確發出「sa、shi、su、se、so」或「sha、
　shii、shu」這幾個音。

□ 常常噎到。

□ 很難一口氣吞下藥丸。

□ 睡覺的時候，會突然停止呼吸。

　　如果符合上述某項內容，那麼為了讓牙齒與口腔的壽命
延長至100歲，就要多注意這些項目！但只要養成好習慣就沒
問題了。

## ☑ 喝冷飲的時候
## 　會覺得很酸痛 。

　　如果在喝冷飲、吃冰的食物的時候，牙齒會很酸痛的話，有可能罹患了牙膏廣告常提到的敏感性牙齒。

　　所謂的敏感性牙齒是在牙齒接觸到忽冷忽熱的刺激或是牙膏時，覺得酸痛的症狀。一般認為，太用力刷牙齒、磨牙或是食物、飲料的酸性物質都會讓牙齒變得脆弱，但是到目前為止，還沒完全了解牙齒為什麼會痛，所以也沒有能從根本解決問題的方法，只能透過治療緩解疼痛而已。

　　敏感性牙齒很常被誤認為蛀牙，但其實敏感性牙齒的症狀每天都不一樣，而且時有時無。如果常常咬緊牙齦，或是很常用力刷牙，牙齒的疼痛通常比較分散，反觀蛀牙的疼痛通常都是相同的症狀，不會像是波浪一般，有時痛，有時不痛。

> **！ 邁向100的重點**
>
> 敏感性牙齒若是持續惡化，有可能會連刷牙都沒辦法，也有可能變成蛀牙或是牙周病，所以若出現敏感性牙齒的症狀，還是盡早就醫比較好。

# ☑ 吃仙貝這類硬物的時候，習慣用單邊的牙齒咬，不容易嚼爛硬物。

　　這種情況通常是「**咬合**」的問題。大家是否總是以右邊或左邊咀嚼呢？這種情況統稱為單邊咀嚼。

　　所謂的咬合是指上下排牙齒接觸的狀態。咬合能拿到一百分滿分的人非常少，但其實咬合的情況會對身體造成深刻的影響。而且大部分的人或多或少都有牙齒或身體方面的問題。咬合也可能造成肩膀酸痛、頭痛、重聽這類問題，甚至有可能會造成更嚴重的症狀。

　　比方說，單邊咀嚼的人有可能在經過治療之後，出現難以咀嚼的部位，此時若是不予理會，五官的骨骼或是肌肉可能會變得扭曲，最後甚至會對身體造成全面的影響。第三章也會提到，不斷治療蛀牙或是其他局部治療的人，牙齒的咬合常常會以毫米（0.001mm）為單位，不斷地位移，最後對身體造成全面的影響。

　　第82頁也會介紹運動員的「咬合」問題，從中可以了解牙齒咬合對於運動表現的影響。

---

**！ 邁向100的重點**

可以請教牙醫有沒有牙齒咬合的問題。

為了擁有完美的咬合，可製作精密模型再進行診斷。

---

## ☑️刷牙的時候會流血。

　　就算牙齒不痛，但每次刷牙都會出血時，很有可能罹患了牙周病。

　　據說絕大部分超過40歲的日本人都有牙周病的問題，牙周病也是不得不拔掉蛀牙的最大原因（37.1%）。

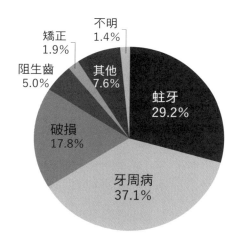

第二次 拔除恆齒的原因調查（8020推進財團／2018）

　　如果不斷出血，最好去牙醫診所檢查。

　　牙周病是齒垢、牙結石（54頁）所造成的，牙結石只能去牙醫診所才能去除，而且不好好刷牙的話，又會復發。

　　所以「**接受牙醫的專業治療以及自我保養**」是治療牙周病不可或缺的部分。

　　牙周病除了會讓齒牙動搖，不利咀嚼之外，還會造成動脈硬化、糖尿病、類風濕性關節炎、腎臟疾病、骨質疏鬆症這類「全身性疾病」。

　　要在人生一百年的時代延長牙齒的壽命，讓牙齒更耐用，對付牙周病可說是最重要的課題，「**醫師與牙醫的合作**」也將越來越重要。

　　容易形成牙周病的位置、治療方式以及與全身的關係都將在第2章詳述，如果很在意自己有沒有牙周病的問題，請務必閱讀第2章的內容。不過，就算沒有牙周病，太用力刷牙還是會出血，越是想把牙齒刷乾淨的人，越容易因為刷到牙齦而造成牙齦出血，不過這個問題只要輕輕刷牙就能解決。

## ☑ 每次刷牙都不到5分鐘

有些人一天只刷牙一次，卻完全沒有蛀牙，有些人一吃完飯就刷牙，卻還是有蛀牙。

蛀牙或牙周病與生活習慣有關，也與遺傳基因有關，但也有可能是以為自己刷牙刷得很乾淨，但其實沒刷乾淨，或者是刷牙的時間太短。我建議所有人「**每天至少刷牙5分鐘**」。

可以的話，建議大家每次刷牙至少刷5分鐘，但每天很忙碌的人，可能很難做到這點，所以至少在每天睡覺之前的那次刷牙多花一點時間，因為睡覺的時候，與免疫有關的唾液會減少，細菌會因此增加，蛀牙與牙周病上門的風險也會跟著變高。

一般來說，恆齒應有32顆，其中包含了4顆智齒，不過智齒有時候不會長出來，有時候會刻意拔掉，所以多數人的牙齒都介於28～32顆之間。如果每顆牙齒的「表面」與「裡面」都各花5秒刷牙，總計需要280～320秒，如果能進一步仔細刷那些很難刷乾淨的臼齒，才算是「**理想的刷牙**」。

# ☑不使用牙膏。
## 長年使用同一種牙膏

大家有注意過自己使用的**牙膏**（或是潔牙粉）嗎？

應該有不少人長年使用同一種牙膏，或只是因為電視廣告而使用了不太了解的牙膏，應該也有人在刷牙的時候不使用牙膏對吧？

牙膏的種類非常多種，有的可預防蛀牙或牙周病，有的則有牙齒美白效果，特性各有不同。

最近**含有氟化物**的牙膏特別受歡迎。最很常聽到說法是「氟與氟化物是不同的物質」。氟是劇毒，但氟化物是非常穩定，而且無害的物質，所以大家比較常聽到的可能是「含氟」牙膏，但本書會改稱為含有氟化物的牙膏。

氟化物能有效預防蛀牙這件事已經得到科學實證，在全世界已經成為常識，但還有許多人不知道氟化物的效果。雖然大部分的牙膏都含有氟化物，但在購買牙膏的時候，最好了解一些氟化物的含量，選擇氟化物達到國家標準上限的種類。

另外要注意的是，小孩子最好不要使用氟化物含量過高的牙膏。

## ☑ 不會使用牙線、牙間刷 這類牙刷之外的工具， 或是根本不知道有這些工具

前面提到，多數人的恆齒都在28～32顆之間，不過大家可知道，牙齒與牙齒**之間**的面積，約佔「**整顆牙齒**」的一半呢？

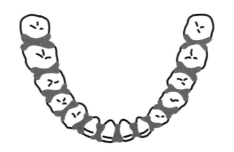

牙齒的表面積（不含咬合面）約有五成是牙間。
保養這些看不見的地方也非常重要。

　　蛀牙與牙周病很容易在「牙間」發生，所以牙間的保養也非常重要。牙刷很難刷到這個部分，所以要使用牙間刷或牙線刷乾淨。

　　牙間刷與牙線的效果不同，建議大家去牙醫上一堂衛教課。有些人的牙齒縫隙不一樣，所以有可能因為使用牙間刷或牙線而導致牙齦受傷。

　　有人告訴我牙線與牙間刷很難用，我建議這些人使用能電動噴水，洗淨牙間的「空氣動能牙線機」。這種牙線機能利用水壓洗掉牙間的齒垢，而且不會傷到牙齦。每當我推薦因為中風，導致手部有一些後遺症的患者使用，這些患者都會感到非常開心。

　　除了上述的患者之外，想將臼齒刷乾淨，卻因為牙齒的排列而刷不乾淨的人，或是不想花太多時間刷牙的人，也很適合使用這類牙線機。

　　雖然「空氣動能牙線機」的要價不斐，但從「手動」利用牙線、牙間刷刷牙的時間、麻煩程度，以及定期購買牙線、牙間刷的成本，或是害牙齦受傷的風險來看，「空氣動能牙線機」的確是值得購入的工具。

# ☑每週喝5次可樂或 無糖的碳酸飲料

　　牙齒會被「酸性」物質溶解。「蛀牙」就是牙齒被蛀牙菌分泌的酸性物質溶化的疾病，而牙齒因為酸性的食物或飲料溶化的現象稱為「牙齒酸蝕」，而這種被酸蝕的牙齒稱為「**酸蝕性牙齒**」。

　　近年來，碳酸飲料或能量飲料變得非常普及，號稱有助健康或減重的醋類飲料也受到大眾歡迎，常喝這類飲料的人要特別注意酸蝕菌的問題。

　　蛀牙很常在牙溝、牙間這類髒汙容易囤積的位置發生，蛀牙菌也很常從這類位置溶化牙齒，所以範圍相當有限，但是酸蝕性牙齒是因為酸性飲料或食物造成的，所以整個口腔的牙齒都有可能因為這類飲料或食物而被酸蝕，建議大家不要太常攝取「酸性」的飲料或食物。

> **！ 邁向100的重點**
>
> 容易造成牙齒酸蝕的飲料是可樂、橘子汁這類軟性飲料以及醋類飲料。食物的話，則包含椪柑這類柑橘類水果或是醃漬物。80頁將列出飲料的酸度以及相關的對策。

# ☑ 常吃零食

　　不知道有沒有人會不會在覺得有壓力、嘴饞、肚子有點餓時，不知不覺地將手伸向零食呢？換個心情固然重要，但為了照顧牙齒的健康，還是要請大家多注意一下這個習慣喲。

　　特別要請大家注意的是「**一頓飯吃太久**」這個習慣。當用餐的次數太多，食物就會成為口腔細菌的糧食。當口腔細菌不斷增生，齒垢就會堆積，罹患蛀牙或是牙周病的風險便會因此增高。

　　想長保牙齒健康，要盡可能縮短食物停留在口腔之中的時間，而且吃什麼也很重要。建議大家盡可能選擇含醣量較低的食物，或是蘋果、香蕉這類不易在口腔殘留的食物。

　　洋芋片、餅乾、甜甜圈這類黏性較高的澱粉食物很容易黏在口腔裡，也是蛀牙菌最喜歡的食物，所以要盡可能少吃，更理想的方法就是吃完零食之後就刷牙。

> **！邁向100的重點**
>
> 「記錄飲食」能有效地改掉吃零食的壞習慣。記錄食物的次數與內容，就能提醒自己戒掉零食。

## ☑️ 沒有每三個月至半年，定期去牙醫診所健康檢查

到目前為止，日本都將預防蛀齒的重點放在

---

① 刷牙

② 少吃甜點

③ 定期健診

---

不知道有沒有人聽過最好三個月去牙醫診所健檢一次這種說法。

這種說法的根據在於治療牙齒或是保養牙齒之後，齒垢與牙結石不斷累積，導致罹患蛀齒、牙周病的風險提高的過程，大概是每三個月循環一次左右。

不過，前面也提過「有些人一天刷不到一次牙齒也沒有蛀牙，有些人刷牙刷得很勤勞，卻還是蛀牙」，所以到底該多久接受一次牙齒的健康檢查，其實也是因人而異。如果是容易蛀牙或是牙周病很嚴重的人，或是有系統疾病的人，最好別等到三個月才健檢一次，常去牙醫診所接受檢查才比較保險。

順帶一提，聽說有位政治家連續三十年，每週健檢一次牙齒。

為了維護口腔健康以及考慮後續的人生，建議大家請教牙醫最理想的健檢頻率。

## ☑️重覆進行局部的治療

　　早期大部分的人都覺得「會痛再去看牙醫」，但現代人已經慢慢習慣「在牙痛發作之前，就定期去看牙醫」的習慣，這種「**預防牙醫學**」的概念已經慢慢於日本普及。不過，日本厚生勞動省於2016年進行的調查指出，在過去一年接受過牙齒健康檢查的日本人只有53%，比例遠比牙科先進國家來得低。

各國接受定期健診與治療的患者比例

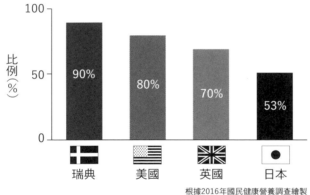

根據2016年國民健康營養調查繪製

而且大部分來牙醫的患者都只接受「對症治療」，比方說，如果是左上角的臼齒蛀牙，就只治療這顆蛀牙。若從咬合的情況來看，其實應該連同另一邊的臼齒，也就是左下角的臼齒一併治療，或是從根本解決問題。願意接受以口腔整體狀況進行「**全面治療**」的例子可說是少之又少。

> **！ 邁向100的重點**
>
> 只接受對症治療也沒有任何問題。請大家務必請教牙醫，了解自己的口腔狀況。如果同一個位置一直接受治療，牙齒可能會一再受損，最後不得不拔掉這顆牙齒。從根本解決問題的全面精密治療是延長牙齒壽命的捷徑。

## ☑ 食物常卡在<br>牙齒與牙齒之間

最近才發現「食物常卡在牙縫」的話，有可能是**蛀牙、牙周病惡化，或是牙齒的填充物出問題**，也有可能是蛀牙從牙縫悄悄地長了出來，而且這類蛀牙通常沒什麼症狀，因為食物若是卡在蛀牙的位置，冰水或是其他的刺激性物質就很難直接碰到蛀牙，所以也就比較難察覺到蛀牙。由於牙刷與牙線沒辦法完全將牙齒刷乾淨，所以建議大家與熟悉的牙醫討論解決的方法。

　　除了食物卡在牙縫之外，有些人會覺得最近牙齒變得有點不太整齊。不管牙齒多麼健康，牙齒在每天的咬合之下，或多或少都會有些位移，所以曾經拔過牙齒或是做過牙齒矯正的人，牙齒更是容易位移。

　　這種變化其實很難自行察覺。就連身為牙醫的我，也會定期請口腔衛生師幫忙檢查牙齒，所以請別人幫忙檢查是很重要的。

　　若問為什麼很難察覺這類變化，是因為造成牙縫變大的牙周病不會出現疼痛或是腫脹這類症狀，而且牙周病還是造成動脈硬化、失智症的凶手，所以又被稱為「**沉默的殺手**」。

> **！邁向100的重點**
>
> 「食物常常卡在牙齒」有可能不只是口腔問題，也是健康有異的訊號。建議大家與牙醫討論，千萬不要忽略這類症狀。

## ☑️ 覺得牙齒的排列不整齊 或是牙齒的顏色不好看。 很在意外表的問題

　　如果覺得牙齒的排列不整齊或是對牙齒的外觀沒自信，代表你是很在意牙齒或口腔健康的人，所以只要想辦法解決問題，就能找回屬於自信。

　　牙齒排列整齊除了美觀之外，也與健康或是長壽有關，所以就算是中年人或老年人才開始矯正牙齒也不算太遲。如今已是人生一百年的時代，所以矯正牙齒以及咬合，能維持咀嚼力，也能減少罹患失智症的風險。有些人覺得，矯正牙齒有可能得拔牙，也有可能花費很多時間與金錢，不過現在已經有很多種矯正牙齒的方法，大家不妨與牙醫討論，找出適合自己的方法。

　　此外，如果覺得牙齒的顏色不夠漂亮，可以試著在家裡自行美白，或是去牙醫診所接受美白治療。潔白的牙齒能讓外表變得年輕，也能讓人變得更加樂觀，生活的品質也會跟著提升。

　　雖然現在已是人生一百年的時代，但能否每天開心地享用喜歡的食物也是非常重要的一件事，而為了快樂地生活下去，請大家務必思考現在能做到哪些事情，又有哪些事情是可以改善。

# ☑一戴口罩 就覺得嘴巴很臭。 很在意口臭的問題

　　疫情爆發之後，戴口罩已成為一種習慣，所以也有不少人詢問「口臭」的問題。

　　口臭主要是藏在齒垢的細菌在分解食物殘渣之後造成的氣體。由於不可能完全不產生氣體，所以早上起床時，肚子餓的時候、疲勞的時候、緊張得口乾舌燥的時候，又或者是女性生理期來的時候，都很容易口臭，而這類口臭又稱為「**生理性口臭**」。

　　此外，因為蛀牙、牙周病這類口腔疾病或是糖尿病這類系統疾病產生的口臭又稱為「**病理性口臭**」。

　　在意口臭的人可先去門診測量與檢查口臭。生理性口臭與病理性口臭的治療方式不同，有時候可能還得會同其他領域的醫院治療。

　　此外，許多女性「覺得自己有口臭，不敢站在人群前面」，但其實根本沒有口臭，只是心理作祟而已，所以不管是否真的有口臭，先「量化」自己的口臭程度，是解決問題的第一步。

　　此外，不吃早餐或是吃飯吃太快，沒有細嚼慢嚥這類生活習慣都有可能造成口臭，所以本書將在142頁進一步說明預防與治療口臭的方法。

## ☑️ 嘴巴張得很開之後，
   耳朵附近或是顎部
   會發出怪聲

這現象有可能是**顳顎關節症候群**。這種症候群的症狀是一張開嘴巴，顎關節（耳朵前方的關節）就是痛，沒辦法將嘴巴完全張開，抑或一張開嘴巴就會有聲音。據說每兩人就會有一人出現這類症狀，所以應該有不少人有過類似的體驗。

如果這個聲音已經大到無法忽視，甚至只要張開嘴巴就會痛的話，雖然不需要接受手術治療，但還是得跟牙醫討論一下病情。

顳顎關節症候群的原因可參考下列的檢查表。

---

□ 總是只用左邊或右邊的牙齒咀嚼（單邊咀嚼）。

□ 常常用手撐住某一邊的臉頰。

□ 總是用同一邊的手拿重物

□ 睡覺都側同一邊睡。

□ 很常磨牙或用力咬緊牙關

---

　　顳顎關節症候群的原因通常是磨牙或是用力咬緊牙關，而這個壞習慣會對下列這些部位造成影響。

---

①牙齒

②支撐牙齒的骨頭

③支撐骨頭的顎關節

---

　　對①的牙齒造成的影響包含牙齒會出現裂縫或是酸痛，如果是②的骨頭，就會出現牙齒動搖的影響，如果對③的顎關節造成影響，會出現顎部疼痛或是顎關節卡卡的症狀。

　　一旦顳顎關節症候群惡化，就會出現顎部沒辦法完全張開，或是嘴巴沒辦法完全閉合的問題。要注意的是，就算顎關節不再卡卡的也不代表完全痊癒，只要還會出現前一頁列出的症狀，就還是要想辦法改善。

## ☑ 顎部很疲勞。 有時候會連續一個小時 盯著電腦或智慧型手機的螢幕

最近應該有不少人因為新冠疫情而被迫「遠端工作」。

每天這樣工作的人，應該會常常出現標題所述的狀態或是行動。如果不知不覺一直**磨牙**或是**咬緊牙關**，就很有可能對牙齒造成壓力。

咬緊牙關是一種上下牙齒用力咬合的狀態，而磨牙則是上下牙齒不斷左右摩擦的狀態。

正確咬合的狀態

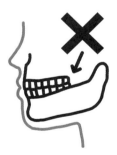

閉嘴時，
上下排的牙齒碰在一起

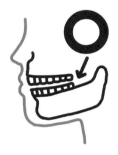

閉嘴時，
上下排的牙齒留有1～2公釐的間隙

　　正常來說，除了用餐之外，上下排的牙齒不會碰在一起，但是當我們專心做事的時候，就會因為壓力而不知不覺地咬緊牙齒或是磨牙。大家是不是都有過一玩電腦或滑手機，不知不覺時間就過去了的經驗？這就是「一直很專心」在玩電腦或手機的狀態。

　　此時不管咬合的力道有多強，只要上下排的牙齒碰在一起，就會對牙齒造成很大的負擔。長此以往，牙齒有可能會出現裂痕，也有可能會磨損，還有可能促使敏感性牙齒、牙周病這類症狀惡化，甚至有可能會引起顳顎關節症候群或頭痛這類症狀。

　　第2章將為大家進一步解說改善磨牙的方法。

## ☑ 早上起床的時候，
   有時嘴巴會
   乾燥得難以呼吸

　　在氣候乾燥的冬季特別容易在睡覺的時候用嘴巴呼吸。當我們的口腔很乾燥，唾液就會減少分泌。唾液具有下列這些功效。

---

- 潤滑效果：保護牙齦或舌頭的黏膜
- 消化效果：將食物之中的澱粉轉換成醣質
- 抗菌效果：讓牙齒遠離蛀牙或牙周病
- 洗淨效果：沖掉食物殘渣
- 緩衝效果：維持口腔酸度，避免牙齒溶解
- 凝聚效果：集中細菌

---

　　承上所述，唾液具有保護口腔、牙齒與全身的效果。

　　此外，用嘴巴呼吸也有許多壞處，例如會直接將病毒吸入體內或是減少氧氣的攝取量，甚至會造成睡眠呼吸中止症，所以不管是睡覺還是醒著的時候，盡可能提醒自己「用鼻子呼吸」。常言道，「**要想長命百壽就用鼻子呼吸**」，因為用鼻子呼吸不僅可以避免口腔乾燥，還能預防蛀牙、牙周病與口臭，而且鼻腔也有抵禦病毒或細菌入侵的系統，所以能維持全身的健康。

呼吸法與唾液的功能將於第2章之後說明。

## ☑ 很難正確發出 「sa、shi、su、se、so」或 「sha、shii、shu」這幾個音

大家是否聽過「**口腔衰弱**」這個名詞呢？

如果大家發現自己越來越難發音，也就是話越說越不清楚的話，有可能就是「口腔衰弱」。

口腔衰弱的英文為「oral frailty」，oral是口腔的意思，frailty則是衰弱的意思。簡單來說，口腔衰弱就是因為嘴巴附近的肌肉衰退，造成生活不便或是危及生命的狀態。

為了對付這個症狀，日本厚生勞動省已擬定了相關的政策，要求日本全國的牙醫一同預防這個症狀。具體來說，在治療牙齒的時候，不要只是治療，還要注意患者的牙齒咬合是否正常，以及注意患者的咀嚼、發音、吞嚥這些機能是否正常運作（**生理方面的問題**）。

比方說，一旦發音發得不清楚，就會不想「說話」，慢慢地就無法與朋友正常交談，出門的機會也就越來越少（**社交問題**）。

如此一來，整個人有可能越來越鬱悶，也有可能導致大腦的認知功能下滑（**精神或心理方面的問題**），變得不只是生理出現問題。

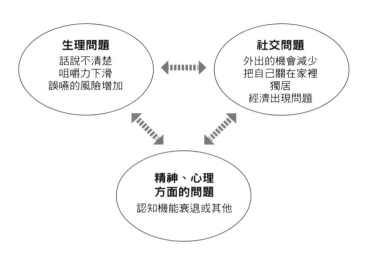

**口腔衰弱問題**

**生理問題**
話說不清楚
咀嚼力下滑
誤嚥的風險增加

**社交問題**
外出的機會減少
把自己關在家裡
獨居
經濟出現問題

**精神、心理
方面的問題**
認知機能衰退或其他

　　就某個程度而言，身體的肌肉就是會隨著年老而衰退，這也是無可奈何的事。當你發現自己沒辦法把話說清楚，有可能是舌頭、臉頰、嘴巴附近的肌肉（口腔附近的肌肉）衰退，所以在這個人生一百歲的時代裡，必須鍛練嘴巴附近的肌肉，才能讓口腔的壽命延長至一百歲。

　　舌頭幾乎是由100%的肌肉組成，所以舌頭當然也能訓練（啊依嗚杯體操。46頁）。此外，還能按摩口腔附近的肌肉，唱卡拉OK或是參加合唱，鍛練口腔周遭的肌肉。

**口腔衰弱的檢查表**

如果出現下列症狀，就要注意口腔衰弱的問題。建議大家諮詢牙醫，或是自行保健。

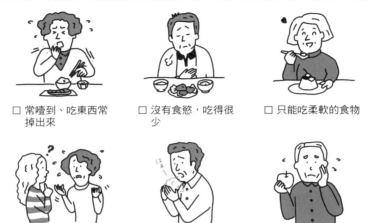

□ 常噎到、吃東西常　　□ 沒有食慾，吃得很　　□ 只能吃柔軟的食物
　掉出來　　　　　　　　少

□ 話說得不清楚，舌　　□ 口腔很乾，口臭很　　□ 牙齒變少，咀嚼力
　頭很不靈活　　　　　　嚴重　　　　　　　　變差

根據公益社團法人日本牙科醫師會的資料編修


## 嘴巴的重訓「啊依嗚杯體操」

　　「啊依嗚杯體操」是能有效鍛練嘴巴或舌頭的方法。或許大家已經從熟悉的牙醫、書籍或網路得知這個方法，但本書還是為大家重新隆重介紹一遍。

　　其實「啊依嗚杯體操」除了能讓①舌頭肌肉活化，還能②促進唾液分泌，甚至能③讓口腔周邊的肌肉活化，改善臉部鬆垮的問題以及減少皺紋，同時還能讓我們改掉④用嘴巴呼吸這個壞習慣，提醒我們用鼻子呼吸。總之這個方法的效果很多，執行起來也很簡單。

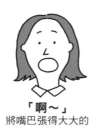

「啊～」
將嘴巴張得大大的

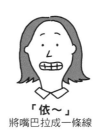

「依～」
將嘴巴拉成一條線

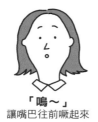

「嗚～」
讓嘴巴往前噘起來

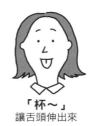

「杯～」
讓舌頭伸出來

　　進行「啊依嗚杯體操」時，發出聲音也沒關係，但如果怕被別人行注目禮，也可以只動嘴，不出聲音。這四個動作為一組，每餐之後做10次幾可。如果能在泡澡的時候多做幾組，效果會更棒。

　　要注意的是，「啊依嗚杯體操」畢竟是一種重訓，所以不太建議一開始就做整套的訓練。建議大家由少至多，慢慢增加訓練次數。此外，由於這個體操會需要張開嘴巴，所以有顳顎關節症候群或是動嘴巴會痛的人，要提醒自己適可而止就好。

## ☑常常噎到

口腔衰弱的症狀之一就是吃東西的時候，會常常「噎到」。其實「噎到」只是將異物排出呼吸道的反應，也是正常的防禦機制。

假設噎到的頻率變高，口腔越來越衰弱，就不會出現「噎到」這個防禦反應。長此以往，就會出現「**誤嚥**」這種食物不小心掉進呼吸道的症狀。或許有些人聽過「誤嚥性肺炎」這個名詞，而這種肺炎就是因為食物或唾液不小心掉到肺裡所引起的疾病。日本人死因第三名的肺炎與誤嚥性肺炎其實有八成是因為「口腔機能衰退」所引起，肺部健康與口腔衛生可說是有著密不可分的關係。

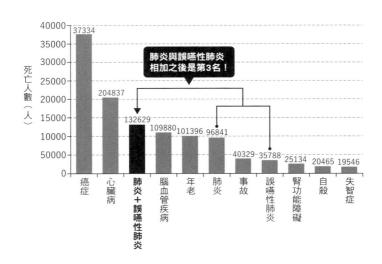

要注意的是,口腔機能衰退不只會造成誤嚥性肺炎,還有可能造成輕度的失智症。

建議大家前往牙醫診所接受口腔機能檢查以及飲食指導。

## ☑ 很難一口氣吞下藥丸

這也是口腔衰弱的症狀之一。

解決這個問題的方法有很多,例如讓藥丸的表面變得稠稠地再吞,或是換成藥錠,也可以先用漱口液潤滑口腔,但在此之前,應該先想想口腔機能是否衰退。

在各種口腔機能之中,最為重要的是**咀嚼(吃東西)**、**吞嚥(吞東西)**與**發出聲音(說話)**。當其中之一的「吞嚥」的力道衰退,罹患誤嚥性肺炎的風險就會增加。

吞嚥力道衰退的症狀包含唾液不足、吞食力道變差、姿勢不良,而唾液不足的人不妨做一做91頁的唾液腺按摩或是46頁的「啊依喔杯體操」。姿勢不良的人可先讓腳掌穩穩貼在地面再試著吞嚥,因為這麼做可讓力量從腳部傳到頭部,也會比較容易吞嚥。

# ☑ 睡覺的時候，<br>　　會突然停止呼吸

　　如果在睡覺的時候，呼吸或呼聲會突然停止，就有可能罹患了睡眠呼吸中止症。如果覺得自己「常常沒睡飽」或是「白天的時候很想睡、頭很痛」，最好多注意這個症狀。

　　睡眠呼吸中止症與高血壓、狹心症、心肌梗塞、慢性心臟病、心律不整、腦中風、糖尿病、多血症、不舉或是其他機能障礙有關。

　　尤其是在睡覺的時候，在一個小時之內，呼吸停止10秒的次數超過5次以上的話，就要特別注意這個問題，但大部分的人都不知道自己睡著之後的狀況。

　　如果擔心自己有睡眠呼吸中止症，可試著使用智慧型手機的軟體記錄睡眠之際的聲音。此外，也有人在睡覺之前架好攝影機，把正在睡覺的自己拍下來，確認自己有沒有這類問題。這也是不錯的方法，大家也可以模仿看看。

　　睡眠呼吸中止症雖然能與牙醫或口腔外科的醫師討論，但是要在日本以保險的方式接受治療，就必須先到醫院接受治療，台灣則可以直接到耳鼻喉科、胸腔內科、睡眠中心接受診斷。如果很嚴重的話，則可以接受CPAP（正壓呼吸器）或是止鼾牙套這類牙科專門治療。

# 第 2 章

## 以Q&A的方式介紹。盡可能不治療牙齒，讓牙齒得以延長壽命、預防疾病的「預防篇」。

　　本章要介紹「預防」牙齒疾病的方法，讓牙齒的壽命延長至100歲。

　　主要會以Q&A的方式說明牙齒的構造以及蛀牙、牙周病這類大家都很在意的問題。

## 首先了解牙齒的構造

牙齒是透過牙周韌帶與顎骨緊緊黏在一起，主要的構造分成三層，分別是琺瑯質、象牙質與牙髓。

包覆在牙齒表面的**琺瑯質**是全身最硬的組織，如果是健康的牙齒，硬度足以與水晶媲美。順帶一提，琺瑯質沒有神經或血管經過，所以就算變成蛀牙也不會痛。

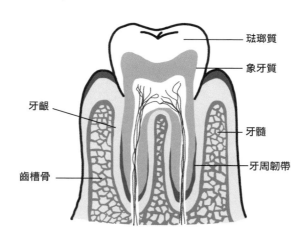

位於琺瑯質內側的是**象牙質**，質地比琺瑯質柔韌，也比較不容易被酸性物質侵蝕，所以當象牙質也變成蛀牙，蛀牙的問題就會一口氣惡化，也會出現喝冰水、吃甜食都覺得痠軟痛的現象。

　　位於象牙質內側的是**牙髓**，這部分有神經與血管經過，如果連這部分都變成蛀牙，就會感到無比疼痛。如果放置不管，神經就會死掉，牙齒也就不會痛，但這並不代表蛀牙治好了。

　　支撐著牙齒的是牙周組織（牙齦），而這個牙周組織是由牙齦、撐著牙根的齒槽骨，以及連接齒槽骨與牙齒的牙周韌帶組成。

　　如果蛀牙的程度還沒有太嚴重，就只會有琺瑯質的部分被侵蝕。由於這個部分沒有神經或血管經過，所以這時候幾乎不會覺得痛，這也是為什麼要定期接受牙齒健檢，避免蛀牙變得更嚴重。

　　或許大家不會太在意牙齒的構造，但如果能稍微了解一下牙齒的構造，就會知道在牙醫診所接受了哪些治療，也會更願意接受治療。

## 齒垢／牙結石

**Q** 雖然很常聽到齒垢，
但齒垢到底是什麼？

**A** 就是細菌的集合體，
也是造成蛀牙、牙周病的凶手。

「齒垢」的英文是「Plaque」，意思是黏黏的細菌集合體，而牙齒的細菌集合體也稱為「齒垢」。其實讓我們頭痛的蛀牙或是牙周病都是因為齒垢引起的。

為了方便大家想像齒垢的真面目，我通常都會將齒垢比喻成「**細菌的大樓**」。對細菌來說，這棟大樓非常適合居住之外，還能避免被漱口水這類口腔清潔劑殺死。一般來說，吃完東西之後的八小時左右，牙齒表面就會出現齒垢。之所以一天不刷牙，牙齒表面會變得黏黏滑滑的，就是因為牙齒表面多了一層齒垢。

白色的齒垢會隨著時間變黃，體積也會越變越大。

齒垢容易在牙齒縫隙、牙齒與牙齦的接縫，臼齒咬合之處、缺牙之處的周邊，以及最後一顆臼齒的後面。

## 容易形成齒垢（牙菌斑）的位置

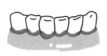
牙齒縫隙

臼齒的咬合面

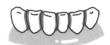
牙齒與牙齦的接縫

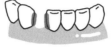
缺牙之處的周邊

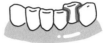
牙齒與牙齒疊合之處

　　時間一久，齒垢裡的細菌就會越來越多。一般來說，1毫克的齒垢約有1億個細菌。雖然聽起來有些噁心，不過這個細菌量相當於大腸或肛門周遭的細菌量。此外，目前已知的是，齒垢之中的細菌約有300種，有些會製造硫化氫或甲硫醇這類極臭的氣體，這也是造成口臭的原因之一（口臭的部分請參考141頁）。

　　此外，具有一定黏性的齒垢不會溶於水，所以光是用漱口水漱口，是沒辦法去除齒垢的，換句話說，蛀牙與牙周病沒有特效藥可治，只能每天勤勞地刷牙。

# Q 如果不管齒垢，會有什麼下場？

# A 會釋放毒素，破壞牙齒與牙齦之間的細胞。

剛剛提過，齒垢不是區區的髒汙，而是「**細菌的大樓**」。

齒垢的細菌會釋放酸性物質與毒素，破壞牙齒與牙齦之間的細胞。當牙齒被溶解成蛀牙，或是牙齒與牙齦之間因為毒素而發炎，久而久之就會形成牙周病。

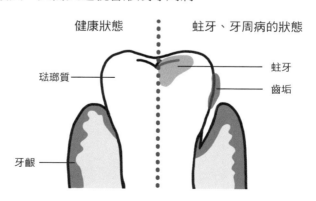

健康狀態　　　　　　蛀牙、牙周病的狀態

琺瑯質

牙齦

蛀牙

齒垢

　　為了不讓如同細菌住家的齒垢黏在牙齒表面，就必須徹底去除齒垢。

　　第一步，就是要養成每天刷牙的習慣，這也是在家就能做的牙齒保健。

　　刷牙有很多項重點，其中包含①**刷牙次數**、②**何時刷牙**、③**該刷哪裡**、④**是否使用輔助工具**，否則明明刷了牙，卻沒刷乾淨的話，不是很可惜嗎？理想的刷牙方式可參考93頁的說明，還請大家務必試試看。

　　此外，若只使用牙刷，大概只能去除60%的齒垢，而且不管刷得多認真，都會有些地方刷不乾淨，所以一定要使用牙線或牙間刷輔助，才能有效去除牙刷刷不到的牙間細縫。108頁將為大家介紹這類輔助工具的使用方法。

　　其實我們很難直接用肉眼看到齒垢，所以若想知道自己哪裡刷不乾淨，或是有什麼刷牙的壞習慣，可使用牙菌斑顯示劑這種將齒垢染成暗粉紅色的藥劑檢查。許多牙醫診所也都會使用這種藥劑，所以很推薦大家使用。牙菌斑顯示劑有藥錠、液體以及其他種類，只要去一趟藥局就能買得到。

# Q 牙結石是什麼？
## 該怎麼去除牙結石？

# A 牙結石就是鈣化的齒垢，
## 也是造成牙周病的原因。

齒垢的細菌會在經過一段時間之後死亡，然後與唾液之中的鈣質結合成牙結石。這個過程也稱為「鈣化」。

牙結石的表面非常粗糙，很難用牙齒刷掉之外，也是容易形成齒垢的環境。最近有意見認為，牙結石本身沒有問題，有問題的是黏在牙結石附近的齒垢，因為這些齒垢會害牙齦發炎以及造成牙周病。此外，牙結石有可能會傷害牙齦，所以要想長保牙齒與牙齦的健康，就要記得去除牙結石。

## ！ 邁向100的重點

一旦齒垢變成牙結石，就無法只靠牙刷刷掉，所以要趁著齒垢還沒鈣化，變成牙結石之前就趕快去除。這也是為什麼刷牙這些預防措施這麼重要的原因。

我們很難知道有沒有牙結石的問題，所以建議大家定期接受牙齒健檢，預防牙結石形成。

## 牙周病

要讓牙齒長保健康，就必須想辦法對付蛀牙或牙周病。接下來要透過下列的Q&A回答大家的疑問。

## Q 牙齦為什麼偶爾會紅腫與流血呢？

## A 就算不會痛，也有可能是牙周病造成的。

刷牙或是食物卡在牙縫的話，牙齦有可能會流血。這種症狀代表牙齦有可能正在發炎。

一般來說，這種症狀稱為**牙周病**，顧名思義，是**牙齒周遭的疾病**，主要是因為牙菌斑攻擊牙周組織所造成。這個症狀會因身體的狀況時好時壞，所以若累積了不少疲勞以及免疫力下滑的時候，要特別注意這個症狀。

牙周病與蛀牙一樣，都會慢慢地惡化。請大家先看下一頁的示意圖。

**牙周病的病程**

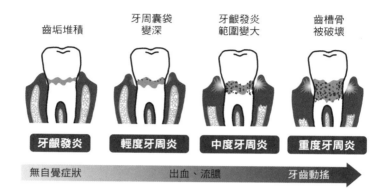

| 齒垢堆積 | 牙周囊袋<br>變深 | 牙齦發炎<br>範圍變大 | 齒槽骨<br>被破壞 |
| --- | --- | --- | --- |
| **牙齦發炎** | **輕度牙周炎** | **中度牙周炎** | **重度牙周炎** |

無自覺症狀　　　　　　出血、流膿　　　牙齒動搖　→

「**牙周炎**」顧名思義，就是牙齦發炎的症狀。這時候幾乎不會有什麼自覺症狀，只要接受完整的治療就能恢復健康。

當牙周炎持續惡化，深入牙周囊袋之後，齒垢就會在牙周囊袋形成，之後就會連牙齒下方的骨頭都發炎，骨頭也會被侵蝕。這個階段稱為**輕度牙周炎。**

如果繼續惡化，就有可能會在刷牙的時候流血，或是出現敏感性牙齒的問題，而這個階段稱為**中度牙周炎**，牙齦會在這時候流膿，口臭也會變得很明顯，但這時候牙齒幾乎不會痛，所以大部分的人都只會覺得「偶爾出血，應該還好吧」。

等到演變成**重度牙周炎**，細菌就會往牙根的方向感染，破壞撐住牙齒的骨頭。有些人會在這個時候覺得「咬東西很痛」或是「牙齦腫腫的」，然後去看牙醫。可惜的是，這時候的牙周病已經很難根治，而且通常得拔牙。

所以**一旦出現初期的牙周炎，就要多花點時間刷牙**，去除造成牙周炎的齒垢與牙結石。

近年的研究搵出，牙周病與某些全身的疾病有關，會對全身造成影響。這部分將在下一頁為大家介紹。

除了上述的問題之外，牙周炎還有可能讓「**牙根斷裂**」，或是讓細菌在牙齒的神經附近繁殖，造成牙齦腫脹出血的「**根尖病變**」。由於有些症狀需要立刻對症下藥，所以一發現自己有牙齦腫脹的問題，就立刻去找牙醫，接受診療吧。

> **！ 邁向100的重點**
>
> 牙周病是不得不拔牙的首要原因，而造成牙周病的原因是齒垢。之所以無法及早發現牙周病，是因為只有重度的牙周病才會出現明顯的症狀。建議大家定期去牙醫診所健檢，才能早期發現，早期治療。

# Q 牙周病與其他疾病有關？是真的嗎？

# A 是真的，而且與一些嚴重的疾病有關。

牙周病不僅會危害口腔，更是會蠶食全身的恐怖疾病。目前已知牙周病與下列的疾病有著密切的關係。

---

① 腦中風、心肌梗塞

② 糖尿病

③ 誤嚥性肺炎

④ 早產、低出生體重兒

---

## ① 腦中風、心肌梗塞

腦中風是腦血管堵塞的疾病，心肌梗塞則是心臟血管堵塞的疾病，兩種都是攸關生死的疾病。

其實這幾年已經證實這兩種疾病與牙周病非常有關。會讓身體發炎的牙周病菌從牙齦深入體內之後，會隨著血液流遍全身。

當牙周病菌侵入血管內壁，白血球就會攻擊這些病菌，而兩者的殘骸會堆成塊狀與黏在血管內壁，最後造成動脈硬化，妨礙血液流通，若是掉在血管裡，還會變成引發腦中風與心肌梗塞的血栓。

某項研究指出，若是罹患牙周病，罹患腦中風的風險是常人的2.8倍，所以有高血壓或是膽固醇以及中性脂肪的數值過高的人，千萬要記得治療牙周病，才能降低罹患上述疾病的風險。

## ② 糖尿病

糖尿病與牙周病會互相影響。目前已知的是，當牙周病得到改善，血糖也會變得穩定，就結果來看，等於糖尿病得到控制。

糖尿病是因為胰島素這種從胰臟分泌的荷爾蒙無法正常發揮作用，或是分泌不足，導致血糖飆高的疾病。

當牙周病不斷惡化，牙齦的發炎症狀越來越嚴重，導致造成發炎的物質入體內之後，這些物質會讓胰島素無法正常發揮作用，糖尿病也會因此惡化。

### ③誤嚥性肺炎

常見於年長者的誤嚥性肺炎是因為舌頭、口腔、喉嚨的肌肉衰退，無法順利吞嚥，讓本該經由食道進入胃部的食物不小心從氣管掉進肺裡的疾病。

有報告指出，越是因為牙周病而口腔佈滿細菌的患者，越容易在不小心誤嚥食物的時候造成誤嚥性肺炎，也有報告指出，平日就注意口腔衛生的年長者，肺炎的發生率、發熱率與死亡率也較低。

### ④早產、低出生體重兒

牙周病與早產、低出生體重兒也有關係，因為牙周病造成的發炎症狀與發炎物質會促使子宮收縮，進而誘發早產。話雖如此，但兩者之間還有許多待釐清之處，也是必須進一步研究的領域。

女性在懷孕時，會因為荷爾蒙失衡或是孕吐而無法刷牙，或是一頓飯吃很久，因此孕期也是罹患牙周病的風險升高的時期。

為了避免牙周病惡化，請大家務必常保口腔清潔。

## 蛀牙、牙齒酸蝕

# Q 為什麼
會出現蛀牙？

# A 因為齒垢裡的蛀牙菌
會分泌酸性物質溶化牙齒。

大家知道口腔有多少細菌嗎？

一般來說，每天認真刷牙的人大約是1000億～2000億個細菌，不怎麼刷牙的人則是4000億～6000億個細菌，至於幾乎不刷牙的人，則是超過1兆個細菌。

當我們還是小寶寶的時候，口腔裡面是沒有細菌的，此時若是家人嘴對嘴餵食，就會感染造成蛀牙的「蛀牙菌」。最近有不少父母親注意到這點，所以小孩的蛀牙問題也大幅減少。如果家長能讓小孩在乳牙長齊之前的三歲遠離蛀牙菌，就能讓小孩這一生罹患蛀牙的風險降低。這可說是父母親能給小孩的最佳禮物了。

造成「蛀牙」的細菌稱為「轉糖鏈球菌」，這種細菌特別喜歡食物或飲料裡的醣質，會在吸收這些醣質之後製造黏性物質，而這些黏性物質會黏在牙齒，進而變成齒垢。齒垢裡的細菌會將醣質轉換成酸性物質，這些酸性物質會溶化牙齒表面的琺瑯質，讓我們的牙齒變成蛀牙。

一旦我們的牙齒被轉糖鏈球菌入侵，這輩子就再也無法擺脫它。

此時我們能做的事情包括：

---

- 減少細菌（轉糖鏈球菌）：用牙刷刷掉汙垢，減少口腔的細菌。
- 使用氟化物：使用牙膏或漱口液清潔口腔。
- 增加唾液量：多吃一些能促進口水分泌的食物。做口腔體操。
- 用餐之後立刻刷牙：縮短食物在口中停留的時間。
- 改變飲食習慣：少吃醣質含量太高的食物。

---

除了去牙醫診所接受專業的治療之外，也要在家裡照顧自己的牙齒，減少蛀牙增加的風險。

## 了解「紐布倫之圈」與預防蛀牙

　　若能了解下列的「紐布倫之圈」，就能了解造成蛀牙的原因，也能趁早預防，讓我們不再害怕蛀牙，能以正確的知識與蛀牙對抗。

　　一般認為，蛀牙會在四個條件具備的情況下發生，而這個情況就稱為「紐布倫之圈」。

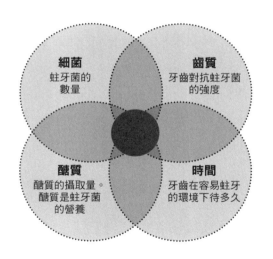

　　接著為大家依序說明這四個圈。

首先說明的是**齒質**。

齒質與牙齒的硬度、唾液的質與量以及牙齒排列是否整齊有關。如果連同口腔環境都納入考慮，生活環境、服藥狀況與遺傳都會影響齒質。齒質雖然可透過氟化物強化，但氟化物需要一段時間才能發揮功效，而且從這張圖也可以知道，光靠氟化物是無法預防蛀牙的（因為造成蛀牙的因素有四個）。

牙齒的排列若是不整齊，刷牙就容易刷不乾淨，這也有可能是造成蛀牙的原因之一。


其次要說明的是**細菌**。

當造成蛀牙的轉糖鏈球菌越多，就越容易出現蛀牙的問題。每個人的細菌量都不同，而且這個數量隨時都在改變，所以為了減少引起細菌的條件，一定要記得每天刷牙。

此外，定期去除細菌藏身之處的齒垢以及牙結石，也能大幅減少細菌量。


第三個要說明的是**時間**。

若是用餐結束後，很久才刷牙，罹患蛀牙的風險會提高不少。此外，常常吃零食，讓口腔環境總是呈現酸性的話，也一樣容易罹患蛀牙。有人會問「**到底該在什麼時候刷牙最理想？**」答案是「**0秒**」，但要達到這個目標不容易，所以盡可能用完餐趕快刷牙，或是利用無糖的口香糖維護口腔健康。

最後要說明的是**醣質**。

造成蛀牙的轉糖鏈球菌是以醣質為營養來源的細菌，也會不斷地製造溶化牙齒的酸性物質。吃東西不代表就會蛀牙，而且醣質也是我們的身體需要的營養。重點在於不要讓醣質在口腔殘留，所以若是很常吃零食，或是常喝含糖的果汁與碳酸飲料，就會常常攝取醣質，罹患蛀牙的風險當然也會變高。

> **！ 邁向100的重點**
>
> 重點在於縮小「紐布倫之圈」正中央的重疊部分。
>
> 我們不可能消滅口腔的細菌，也不可能完全不攝取醣質。所以我們能做的事情是：
>
> ● 常利用氟化物提升牙齒的防禦力。
>
> ● 盡可能在進食之後，讓口腔環境恢復中性（例如刷牙）
>
> ● 減少蛀牙菌攝取營養的機會（減少吃零食）
>
> ● 控制醣質的攝取量。

# Q 哪些是
容易蛀牙的位置？

# A 需要特別注意的
有七個位置。

的確有些地方特別容易出現蛀牙。

下列這七個位置可以說是首當其衝。除了每天刷牙的時候要特別注意，去牙醫診所接受治療時，也要特別照顧這七個位置。

在此為大家一一說明這七個位置。

## ① 不容易累積唾液的位置

唾液的功能曾在87頁的時候講解過，但唾液不僅可以沖掉口腔之中的異物，還有保護口腔環境與身體的免疫功能，但有些位置特別難接觸到唾液。

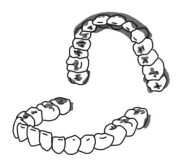

上排的門牙與臼齒都很難接觸到唾液。

## ②露出的牙根、牙齒與牙齦的接縫處

　　當牙齦的高度因為年老或是牙周病往下降，比牙冠更害怕酸性物質的牙根露出來之後，就很容易出現蛀牙的問題。

　　牙根蛀牙的速度非常快，嚴重的時候，牙齒會從根部折斷，所以除了盡可能預防牙周病之外，也要利用「能將牙齒與牙齦接縫處刷乾淨的巴氏刷牙法」（參考105頁）將牙齒刷乾淨，而且要記得選用不含研磨劑的牙膏。

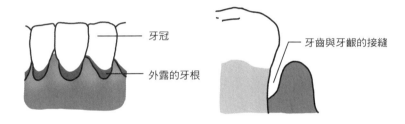

牙冠
外露的牙根
牙齒與牙齦的接縫

### ③咬合面

　　從位於小臼齒，也就是犬齒旁邊的牙齒到大臼齒為止的咬合部位稱為咬合面，食物通常就是在這個咬合面磨爛的。每個人的咬合面的深度與形狀都不一樣，有時候會有出現一些很難以牙刷刷乾淨的部分，所以有些人可以觀察一陣子再治療這部分的蛀牙，有些人則得立刻接受治療。當這個咬合面的溝槽越深，形成蛀牙的風險就越高。解決方式之一就是利用溝隙封填劑（利用塑膠樹脂塞住牙齒溝隙，136頁會進一步說明）預先封住牙齒的溝隙。

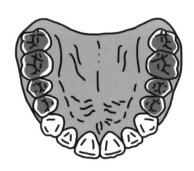

第4～5號（小臼齒）、第6～7號（大臼齒）

### ④牙齒與牙齒之間

　　這也是很容易藏汙納垢的位置。大家記得用牙刷刷掉這裡的食物殘渣以及齒垢，讓蛀牙菌無處藏身。不過，有時候只靠牙刷實在刷不乾淨，建議大家在刷牙之後，利用牙線或是牙間刷再刷一次（參考108、111頁說明）。

## ⑤ 齒列不正

齒列不正指的是牙齒的排列不整齊的狀態。造成齒列不正的原因有很多，有的是顎部太小這類遺傳性的問題，有的則是常用手撐著下巴的生活習慣。齒列不正除了會造成咬合不正之外，也會有牙齒疊在一起，沒辦法用牙刷或牙線刷乾淨的問題，所以很容易出現蛀牙或是牙周病。

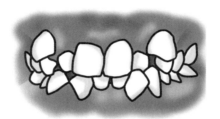

牙齒不整齊的話，刷牙就很難刷乾淨，也很容易出現蛀牙。

## ⑥ 不適當的修復物（補綴物：假牙或植牙）

在治療蛀牙時，會使用一些修復物（填充物或嵌體），如果這些東西沒辦法與其他的牙齒咬合，就稱為不適當的修復物。

這些修復物在一開始當然沒問題，但是銀牙比自己的牙齒硬，所以牙齒與銀牙接觸面有可能會被磨損。

久而久之，銀牙與牙齒的縫隙就會出現齒垢，也會再次蛀牙或是出現牙周病。如果是不適合的嵌體，牙刷是沒辦法將這裡的縫隙以及牙周囊袋刷乾淨的。

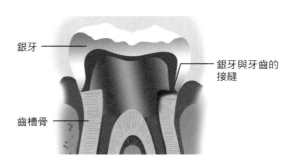

銀牙

銀牙與牙齒的
接縫

齒槽骨

齒垢在銀牙邊緣累積後，會出現新的蛀牙，細菌也會趁隙而入。

　　為了避免蛀牙復發，請在完成治療之後好好刷牙，也要
接受定期的健診或是利用X光片觀察內部情況。

　　此外，容易發生蛀牙的位置會隨著年紀而改變。比方
說，十幾歲的時候，牙齒才剛長出來沒多久，所以③**咬合面**特
別容易出現蛀牙。所以這時候可先利用溝隙封填劑封住牙齒的
溝槽。
　　到了二十幾歲之後，咬合面就比較不會蛀牙，但是④**牙
齒與牙齒之間**的蛀牙會明顯增加。
　　等到牙齦的高度隨著年紀增長而下降之後，②**外露的牙
根**就容易蛀牙。假設牙齒鬆動之後，⑤**齒列不正**的位置也很容
易出現蛀牙的問題。
　　由此可知，容易形成蛀牙的位置會隨著年紀而改變。

> **！邁向100的重點**
>
> 刷牙齒的時候，要注意自己正在刷哪裡。請利用65頁的「Q為
> 什麼會出現蛀牙？」的內容加強口腔保健的知識吧。

# Q 如果已經出現蛀牙了……<br>非得把牙齒磨小顆不行嗎？

# A 初期的蛀牙<br>不一定需要將牙齒磨成小顆。

蛀牙的程度可分成C0、C1、C2、C3、C4這個個階段（參
考下圖）。

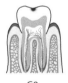 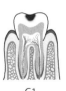 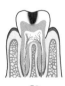 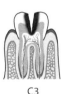 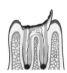

| C0 | C1 | C2 | C3 | C4 |
|---|---|---|---|---|
| 快要形成<br>蛀牙的狀態 | 琺瑯質<br>被侵蝕 | 象牙質<br>被侵蝕 | 牙髓<br>被侵蝕 | 連牙根<br>都被侵蝕 |

C0是快要蛀牙或疑似蛀牙的狀態，這時候的牙齒屬於「觀察中」的狀態。牙齒因為脫鈣（85頁）而快要蛀出一個洞的時候，就是快要蛀牙的時候。這時候牙齒的表面會變得粗糙，也會出現一些褐色的溝槽或凹洞，牙齒表面也不再透明，而是變得白濁。

此時的治療方法就是塗氟，讓牙齒再次鈣化，強化牙齒自我修復能力之外，還可以使用溝隙封填劑（136頁），阻止蛀牙繼續惡化。只要能穩住這個狀態，有時候蛀牙可以自行痊癒。建議大家徹底學習刷牙的方法，以及觀察蛀牙的狀況。

**C1為初期蛀牙**。這時候只有牙齒表面的琺瑯質會出現蛀洞，而且一點都不會痛。治療方法與C0一樣，塗氟、觀察或是使用溝隙封填劑，有時候還可以使用複合樹脂這種白色塑膠塞住蛀洞。

**C2是已經蛀到象牙質的階段**。此時牙齒內側被侵蝕，但不一定會痛，但是可別以為「不會痛就不是蛀牙」。比琺瑯質還柔軟的象牙質被侵蝕的速度很快，所以最好趁早治療。

進入這個階段之後，牙齒就無法自行修復，必須去除被侵蝕的部分，再以填充物封填。早期以金屬的填充物為主流，但隨著黏著技術的進步，陶瓷素材也跟著普及。

**C3是已經蛀到神經（牙髓）的狀態。**此時神經會發炎，而這種症狀又稱為牙髓炎。若是蛀牙惡化到這個程度，就算想視而不見，牙齒還是會隱隱作痛，有時候甚至會痛到半夜醒過來。這時候的治療方法就是進行根管治療，去除受傷的牙髓，之後再套上假牙冠。

**C4是牙齒差不多被蛀光，只剩下牙根的狀態。**這時候神經已經壞死，所以也不會覺得痛。如果牙根還堪用，就會以C3階段的治療方式治療，如果牙根已經不堪使用，就只能拔牙，之後再做牙橋、假牙或是植牙。

> **！邁向100的重點**
>
> 是否需要觀察，又需要哪些治療，最好先請教牙醫師，才能依照牙齒的狀態、預算以及審美選出符合需求的治療方式。

# Q 牙齒酸蝕
又是什麼狀況？

## A 就是牙齒被食物或飲料的
「酸性物質」溶解的現象。
要注意那些以為對身體有益的飲食習慣。

大家有聽過「**牙齒酸蝕**」這個字眼嗎？

蛀牙是口腔細菌分泌的酸性物質所引起，蛀牙通常是局部的，常在牙刷很難刷到或是很容易藏汙納垢的部分出現。

不過，明明沒有蛀牙與牙周病，牙齒還是有可能被溶化。這種病症稱為「牙齒酸蝕」，主要是由食物或飲料的酸性物質引起。這種病症的特徵在於範圍比蛀牙還要廣泛。有資料指出，不管是年輕族群還是老人家，每四人就有一人有牙齒酸蝕的問題。

雖然牙齒有琺瑯質這層鎧甲保護，但厚度因人而異，所以有些人的牙齒酸蝕速度很快，有些人則很慢。此外，如果有蛀牙的話，酸蝕的速度會更快。再者，日常生活之中的飲料通常都是酸性，而且在各類市售的飲料之中，約有73%的酸度超過足以溶化琺瑯質的程度。碳酸飲料、運動飲料、營養飲料、橘子果汁這類軟性飲料或是酒也都是造成牙齒酸蝕的凶手。此外，許多食物也都是酸性的。令人意外的是，美乃滋、起司、堅果、麵包或是義大利麵也都是酸性的。

### 飲料酸度表

下列是常見飲料的酸度表。順帶一提，胃酸的酸鹼質為 pH1.0 ～ 2.0。**足以溶解牙齒表面的酸鹼質為 pH5.5，口腔環境的正常酸鹼質為 pH7.0**，所以從這張表可以得知我們平常是不是會喝到酸性的飲料。

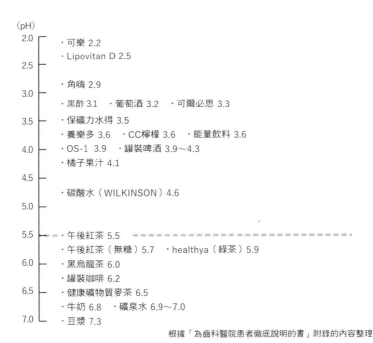

（pH）
2.0 — ・可樂 2.2
　　　・Lipovitan D 2.5

2.5

　　　・角嗨 2.9

3.0 — ・黑醋 3.1　・葡萄酒 3.2　・可爾必思 3.3

3.5 — ・保礦力水得 3.5
　　　・養樂多 3.6　・CC檸檬 3.6　・能量飲料 3.6

4.0 — ・OS-1 3.9　・罐裝啤酒 3.9～4.3
　　　・橘子果汁 4.1

4.5

　　　・碳酸水（WILKINSON）4.6

5.0

5.5 — ・午後紅茶 5.5 - - - - - - - - - - - - - - - - - -
　　　・午後紅茶（無糖）5.7　・healthya（綠茶）5.9
6.0 — ・黑烏龍茶 6.0
　　　・罐裝咖啡 6.2

6.5 — ・健康礦物質麥茶 6.5
　　　・牛奶 6.8　・礦泉水 6.9～7.0
7.0 — ・豆漿 7.3

根據「為齒科醫院患者徹底說明的書」附錄的內容整理

　　　比方說，為了維護健康而每天喝黑醋以及常常吃酸性食物與飲料的人，就需要多注意牙齒酸蝕的問題。邊工作、開車、運動，邊喝酸性飲料的人，也很有可能會遇到牙齒酸蝕的問題。若是長時間攝取，牙齒被酸性物質侵蝕的時間也會拉長，唾液會來不及中和酸性，牙齒也會因此時時曝露在酸性環境之中。

此外，習慣以門牙咬柑橘類水果的人，或是習慣以門牙吸醋拌海蘊這類料理的人，也要特別注意牙齒酸蝕的問題。

如果戒不掉這類飲食習慣，可在攝取酸性食物之後，喝一杯水中和一下酸性。此外，牙齒表面會被酸性物質傷害，所以建議在用餐三十分鐘之後刷牙。

---

**！ 邁向100的重點**

我們的身邊充斥著各種酸性物質。有益健康的東西不一定對牙齒有益。

下面是一些檢視重點。

☐ 盡可能不要長時間攝取酸性飲料或食物

☐ 如果攝取了酸性食物，可利用水或是茶漱漱口（中和口腔的酸鹼質）

☐ 用吸管喝運動飲料或是碳酸飲料（避免牙齒直接碰到酸性物質）

☐ 攝取酸性食物之後，等三十分再刷牙（避免被酸性物質軟化的牙齒受傷）

## 專欄

## 運動員也視牙齒如命

最近掀起了一股慢跑熱潮。適度的運動也是能夠維持身體狀況的好習慣，而這類運動通常少不了運動飲料。

大家都知道「時時補充水份，才能避免中暑」這個道理，所以也覺得稍微喝點運動飲料比較好。不過，若是隨便亂喝飲料，運動飲料反而會讓我們滿口都是蛀牙，或是牙齒被溶化。碳酸飲料能讓我們覺得很清爽，所以許多人習慣在運動之後喝。

我在念書的時候，也很常喝可樂，但是從牙齒保健的角度來看，太常喝碳酸飲料，又常在喝完碳酸飲料之後運動，牙齒很容易因為用力咬合的關係而缺損或磨損。

此外，雖然運動飲料不像碳酸飲料那麼酸，但還是酸性的。運動的時候，我們通常會大口喘氣，也會因為流了很多汗而口乾舌燥。此時就算分泌了唾液，唾液也會變得黏黏的，這也是不利於維持「口腔環境」的狀態。

當我成為牙醫之後，都會提醒大家，在喝完運動飲料之後，盡可能喝杯水或是茶，讓口腔的酸鹼質恢復中性。

此外，要在慢跑或是馬拉松取得好成績的話，就要重視「身體的軸心」，但很多人不知道的是，「牙齒的咬合」也會對身體的軸心造成影響。有些了解這個道理的運動員會為了「治療身體軸心的偏移」而矯正牙齒。這類治療在不同的運動項目之中，有著不同的重要性，但如果身體軸心偏移，或多或少都會對運動表現造成不良影響。

此外，「想要讓時間縮短」「想要提升運動表現」的時候，可以試著改變牙齒的咬合，不過，若是從事需要常常咬緊牙關的運動，這類人最好戴上牙套，否則咬合的力道太強，很有可能會對牙齒造成不良影響。

如果運動員能試著與牙醫討論，應該會找到一些新的選擇。

## 專欄

## 在口腔周遭形成的「口腔癌」是什麼？

　　口腔癌就是在口腔形成的癌症。雖然字面上的意思是「口腔的癌症」，但其實這種癌症有可能危及舌頭、牙齦、口腔底部、口蓋、頰黏膜、顎骨或是嘴唇。

　　由此可知，口腔癌有可能出現在口腔的每個地方，但其中有六成都是在舌頭形成的「舌癌」，其中又以舌頭兩側最為常見，其次是舌頭背面，再來則是舌尖。

　　日本的口腔癌患者正持續增加，數量已經上升到三十年前的三倍。在過去，口腔癌好發於六十歲以上的人或是男性，但隨著近年來的生活型態改變，年輕族群或是女性的病例也增加不少。

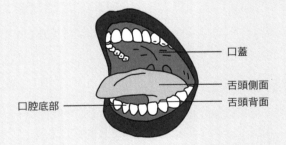

　　由於初期無法察覺任何疼痛，所以來院求診的患者通常都已經相當嚴重了。若能早期發現，患者本身的負擔也會比較輕，需要切除的範圍也會比較少，而且術後的障礙也比較輕微。

雖然癌症是三大生活習慣病之一，但直到現在都還不知道造成癌症的真正原因。一般認為，抽菸、飲食習慣、生活習慣、病毒、細菌、遺傳基因都是造癌症的原因之一，但口腔癌除了上述這些原因之外，有可能還包含「**慢性的刺激**」。

假牙冠、假牙不斷地刺激舌頭、黏膜與牙齦，或是習慣一直咬嘴唇或是舌頭的話，這些不斷被刺激的部位出現口腔癌的風險通常比較高。此外，牙周病造成的牙齦發炎也會刺激黏膜。找出慢性刺激的原因再予以根除也是非常重要的。

失衡的飲食生活、維生素C不足、喝酒、抽菸都會讓口腔的黏膜受損。不常刷牙，導致口腔環境不潔，也會導致罹患口腔癌的風險增加。

細胞異常增殖時，雖然很少會惡化成癌症，但有時候還是會出現「**癌前病變**」。癌前病變到真正變成癌症通常需要五年以上的時間。

如果發現癌前病變或是口腔有些異常，一定要記得定期追蹤與觀察。除了定期接受牙齒健檢之外，也要定期自我保健。

自我保健的方式包含確認舌頭背面、兩頰內側、牙齦、口蓋、嘴唇有沒有任何異常。尤其是舌頭背面的黏膜若是變得紅爛，長出白白的東西，或是出現硬塊，都要特別留意。如果持續兩週都不見好轉，就請立刻前往牙醫診所檢查。

## 唾液的力量

 **牙齒的再鈣化
是什麼呢？**

 **唾液避免
牙齒脫鈣的功能。**

　　不知道大家是否在牙膏或是口香糖的廣告聽過「**再鈣化**」這個字眼？

　　我們的口腔每天都會不斷出現「**脫鈣**」與「**再鈣化**」的現象。

　　脫鈣是蛀牙菌（轉糖鏈球菌）分泌酸性物質，造成牙齒的鈣或磷被溶化的現象，讓牙齒不再脫鈣則稱為再鈣化的現象。

　　唾液能中和酸性，利用那些被溶化的鈣與磷修復琺瑯質。順帶一提，這個過程幾乎無法透過肉眼觀察。脫鈣與再鈣化總是不斷地循環與發生，假設這兩個現象能夠保持平衡，就能維持健康的牙齒，但是當酸性物質過多，或是唾液的分泌量不足，再鈣化的速度就會追不上鈣化，也就會出現蛀牙。

### 再鈣化的機制

唾液的鈣離子（Ca）與磷酸離子（PO 4）回到牙齒的過程就是「再鈣化」現象。

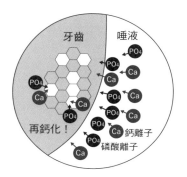

　　若要抑制口腔細菌增生，就不能一餐飯吃太久。

　　此外，建議使用能在再鈣化的過程中強化牙齒的「含氟」牙膏。

# Q 唾液有哪些功效呢？

## A 唾液的功效多到難以一句話說完。

我們之所以能開心地聊天、會覺得東西很美味，口腔環境能夠常保健康，都是拜唾液之賜。剛剛已經介紹過再鈣化這項唾液的功效，接下來要繼續介紹更多唾液的功效。

### ①潤滑效果

唾液能滋潤牙齦、舌頭的黏膜，避免牙齦與舌頭與雙頰內側黏在一起，也讓我們更方便說話。

### ②享受餐點

唾液的水份與黏度可幫助我們咀嚼與吞嚥食物。

### ③消化作用

可將食物的澱粉分解成醣質，減輕腸胃的負擔。順帶一提，我們會覺得米飯甜甜的，都是因為唾液。

### ④抗菌效果

唾液可抑制口腔細菌的活動力，預防細菌繁殖。

## ⑤ 洗淨效果

可沖掉食物，讓口腔保持清潔。

## ⑥ 讓口腔環境從酸性恢復中性

唾液能讓偏酸性的口腔恢復中性。

## ⑦ 保護口腔

唾液會形成黏膜，讓牙齒、牙齦以及雙頰的內側遠離刺激。

## ⑧ 修復組織

唾液可修復被牙刷刷破皮的牙齦，或是被食物燙傷的部位，讓口腔的傷口快速痊癒。

唾液若是分泌不足，就無法充份發揮上述的功效。

例如食物會更容易在口腔殘留，吃完東西之後，口腔也一直維持酸性環境，琺瑯質的脫鈣也會加速。此外，牙齦與黏膜也會比較容易受傷。換句話說，「**唾液減少→口腔乾燥**」會導致出現蛀牙與牙周病的風險增加。

# Q 口腔非常乾燥。
這會是什麼疾病的症狀嗎？

# A 乾燥的原因有很多，
有可能是年齡所引起，
也有可能是生活習慣或某些疾病。

口腔乾燥的狀態稱為「**口腔乾燥症（Dry Mouth）**」。

一般認為，唾液每天會分泌1～1.5公升，但分泌量會隨著年老而下降，到了七十幾歲之後，會減少至原本的一半。除了年齡這個因素之外，壓力、更年期障礙造成的自律神經失調、唾液腺的問題、糖尿病、肝病、藥物的副作用都有可能讓唾液的分泌量減少。女性則會因為停經導致女性荷爾蒙下降，進而導致唾液的分泌量減少。

生活習慣也會左右唾液分泌的多寡，所以建議大家重新檢視自己的生活習慣。在此為大家列出了一些值得檢視的生活習慣。

---

□ 喝太多咖啡、紅茶或是綠茶

咖啡、紅茶、綠茶這類咖啡因含量較高的飲料有利尿效果。雖然區區幾杯不至於造成脫水狀態，卻會讓口腔變得乾燥。

---

□ **水喝得太少**

水份不足會導致唾液分泌不足。

□ **無意識地用嘴巴呼吸**

當唾液分泌不足，牙齒、牙齦變得乾燥，就容易形成蛀牙或牙周病。牙齒乾燥的話，髒汙也比較容易黏在牙齒表面，牙齒也會因此變黃。

□ **吃東西吃太快**

吃東西吃得太快，沒有仔細咀嚼就吞進肚子的話，口腔肌肉就無法充份運動，唾液的分泌量也會因此減少。

□ **常常喝酒**

酒精與咖啡因都有利尿效果，而且要分解體內的酒精也需要水份，所以喝酒很容易造成脫水現象。

□ **抽菸**

香菸之中的尼古丁也有利效果，所以習慣抽菸的人容易水份不足。

□ **同時服用多種藥物**

有些藥物會對唾液腺造成不良影響，有些人會因此覺得很口渴。

符合越多上述項目的人越容易口渴，罹患蛀牙與牙周病的風險也越高，而且還有可能會因此誤嚥食物，讓食物不小心掉進肺部。所以請大家多喝水，讓口腔保持濕潤，也請記得實踐下一頁的自我保健。

# Q 有什麼自我保健的方法可以改善口乾舌燥的症狀呢？

## A 首先用餐時要細嚼慢嚥，並配合刺激唾腺的按摩。

刺激**腮腺**、**頷下腺**、**舌下腺**這三個唾腺可促進唾液分泌。

在各種日常生活的動作之中，用餐時的咀嚼可有效促進唾液分泌，所以請大家盡可能細嚼慢嚥。按摩唾腺也能有效促進唾液分泌，所以在此為大家介紹這種按摩方法。

在用餐之前實踐特別有效。

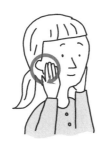 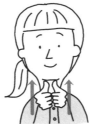

**腮腺按摩**
將大拇指放在耳朵後方，再讓其餘四指靠在臉頰，然後在臉上畫圓。

**舌下腺、頷下腺按摩**
用兩手的大拇指輕輕頂住下巴的凹陷處，讓舌頭被往上頂。也可以輕輕地將下顎的後側往上頂。

請分別按摩這兩個部位十次。可以的話，請在用餐之前實踐。如果不多刺激這些部位，唾液的分泌量就會越來越少。若想讓牙齒的壽命延長至100歲，不妨從今天開始實踐。嚼口香糖也能促進唾液分泌，但是要選擇無糖的口香糖。

### 刷牙

　　最能有效對付蛀牙與牙周病的自我牙齒保健就是刷牙。
接下來為大家說明理想的刷牙方法。

# Q 要在什麼時候刷牙？
## 一天刷幾次比較理想？

# A 雖然在用餐之後立刻刷牙最為理想，
## 但在此列出一些沒辦法立刻刷牙的建議。

　　用餐之後，口腔環境會暫時從中性轉換成酸性。用於說
明酸性與鹼性的數值稱為pH值。請大家先看看下一頁的圖。

　　這張圖稱為「**史蒂芬曲線**」（Stephan Curve），是用於說明
我們的口腔會在用餐之後發生哪些變化的曲線圖。從這張圖應
該不難發現，口腔的pH值通常維持在7左右，但是在用餐之後
會偏酸性（往下移動）。

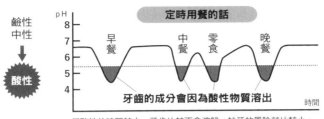

偏酸性的時間較少，牙齒比較不會溶解，蛀牙的風險就比較小，
唾液也有更多時間能讓牙齒再鈣化。

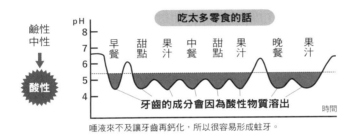

唾液來不及讓牙齒再鈣化，所以很容易形成蛀牙。

　　當口腔環境的pH值達5.5，牙齒表面的琺瑯質就會開始溶
解，牙齒也會開始鈣化。假設正餐與零食的間隔拉得夠開（如
上方示意圖），唾液就有時間讓口腔環境恢復中性，也來得及
透過再鈣化的過程修復牙齒的琺瑯質。

　　下方是正餐、零食、果汁過於密集的示意圖。此時牙齒
會長期曝露在酸性環境之中，無法進行再鈣化的修復，所以也
很容易形成蛀牙。

另一張值得參考的是下方的示意圖。

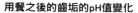
**用餐之後的齒垢的pH值變化**

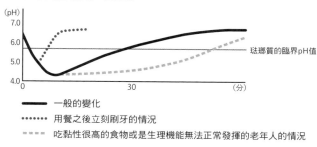

—— 一般的變化

•••••• 用餐之後立刻刷牙的情況

------ 吃黏性很高的食物或是生理機能無法正常發揮的老年人的情況

從用餐之後的pH變化可以發現，口腔環境的確會在用餐之後呈現酸性，但唾液會立刻中和這個酸性，所以三十分鐘之後，口腔環境的pH值就會回到不容易脫鈣的水準（黑線）。可是從這張圖也可以發現，若是吃了高黏性的食物（餅乾、洋芋片、焦糖），唾液就需要耗費更多時間才能中和酸性（點虛線）。如果能在用餐之後立刻刷牙，就能刷掉口腔裡的醣質，細菌也無法分泌酸性物質，牙齒的表面就會立刻再鈣化，恢復理想的狀態（方塊虛線）

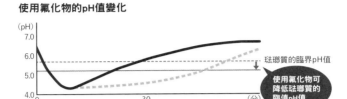

使用氟化物的pH值變化

請大家看看上述的圖表。從中可以發現，氟化物能強化琺瑯質，間接縮短脫鈣的時間。

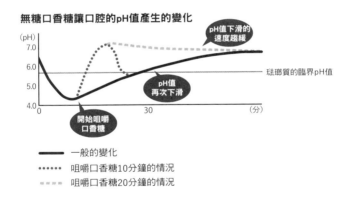

無糖口香糖讓口腔的pH值產生的變化

根據《能在牙醫診所為了患者詳盡說明的書》製成

請大家將注意力轉向最後一張圖表。在用餐之後咀嚼口香糖可促進唾液分泌，讓pH值立刻恢復原本的水準，同時促進牙齒的再鈣化。

前面這些內容聽起來有些專業，但其實重點就是：

- 吃甜食或零食的時間不要拉得太長或太頻繁。
- 盡可能少喝碳酸飲料、果汁這類酸性較高的飲料。
- 用餐之後立刻刷牙。
- 若無法在用餐之後立刻刷牙，可用水漱口或是咀嚼無糖口香糖。

最理想的方法是在用餐之後立刻以含氟的牙膏刷牙，但如果沒有時間，可咀嚼無糖口香糖或是利用氟化物漱口。

### ！邁向100的重點

星星的數量越多越理想。如果沒什麼時間做到，那麼盡力就好，千萬不要什麼都不做就好。

☆☆☆☆☆：立刻刷牙（使用含氟牙膏），咀嚼無糖口香糖20分鐘。

☆☆☆☆：立刻刷牙（使用含氟牙膏），咀嚼無糖口香糖10分鐘。

☆☆☆：立刻刷牙（使用含氟牙膏），或是咀嚼無糖口香糖。

☆☆：用餐30分鐘之後刷牙或是喝茶漱口。

☆：完全不刷牙

## 專欄

## 咀嚼口香糖的效果

這問題或許有些唐突，但大家是否曾因為一些小事而煩燥呢？

其實咀嚼口香糖有助於撫平煩燥的情緒。當我們因為壓力感到煩燥時，嚼口香糖①能抑制血中煩燥物質的濃度。這是因為咀嚼口香糖能讓大腦感受壓力的部位冷靜下來。

若問咀嚼口香糖還有什麼效果的話，那就是②能讓血液之中的淋巴球大幅增加，提升免疫力。一般認為，咀嚼口香糖可讓副交感神經活躍以及放鬆，進而激發免疫系統的活力。此外，也能減少會分泌活性氧的嗜中性白血球，減少罹患癌症的風險。

除了上述的效果之外，咀嚼口香糖的效果還有很多。比方說③能促進激發鬥志的荷爾蒙「多巴胺」分泌。最近已很少人提倡用餐的時候，「需要咀嚼30次」這個概念，所以吃飯吃很快的人需要特別注意。如果只吃不需要咀嚼的軟性食物，被譽為鬥志荷爾蒙的多巴胺以及安心荷爾蒙的血清素就容易分泌不足。

細嚼慢嚥是讓牙齒延長壽命至100歲的重要習慣，所以吃飯吃太快的人更應該「咀嚼口香糖」，彌補不足的用餐時間。我聽說有些工作因為新冠疫情的影響而轉換成居家工作模式。讓我們帶著節奏咀嚼口香糖，讓自己轉換成工作模式，更積極地面對工作吧。

　　最後要提醒的是，口香糖要選擇無糖口香糖。在前面預防蛀牙的章節也提過，咀嚼口香糖能促進唾液分泌，讓口腔環境恢復中性，但如果選擇的是含糖的口香糖就會適得其反，所以最好不要選擇含糖的口香糖。

# Q 聽說氟化物對牙齒很好，但到底有什麼好處呢？

# A 氟化物是強化牙齒不可或缺的物質。透過氟化物打造不易蛀牙的牙齒。

如果唾液含有氟化物，可促進牙齒再鈣化的速度。時間一久，牙齒的結晶也會變得更硬與更大。養成利用氟化物強化牙齒的習慣，是讓牙齒的壽命延長至一百歲的祕訣之一。

除了牙膏之外，還有一些方法可以利用氟化物強化牙齒，那就是使用含氟的**漱口水**。

與牙膏不同的是，在嘴巴含這種漱口水之後，不用再用水漱口，所以氟化物可長時間留在口腔之中，效果也更令人期待。要注意的是，氟化物的效果不會立竿見影，需要連續使用好幾年才能看到效果。

某間學校讓孩子一週一次以含氟的漱口水漱口。從長出第一顆恆齒的六歲開始，到全部牙齒都換成十二～十三歲的這段期間使用氟化物保護牙齒，對於爾後的口腔健康非常有益，因為恆齒在剛長出來的二～三年之間很容易蛀牙，此時能強化恆齒牙質的就是利用含氟的漱口水漱口。如果家裡有小孩的話，建議可讓小孩使用含氟的漱口水漱口。

含氟的漱口水當然也能幫助大人預防蛀牙。隨著年齡增長，比琺瑯質柔軟的象牙質會更容易外露，也就更容易成為蛀牙，所以含氟的漱口水除了能避免柔軟的牙根成為蛀牙，還能避免補好的牙齒再次蛀牙。

> **！邁向100的重點**
>
> 一天一次，以低濃度的氟化納漱口水漱口30秒～1分鐘再吐掉。之後不要漱口以及等30分鐘再吃東西。晚上睡覺前這樣漱口更加有效。

# Q 牙刷用到什麼程度就該更換呢？

## A 牙刷也有壽命，最好一個月換一次。

就算每次刷完牙都仔細地清洗牙刷，還是會有許多眼睛看不到的細菌殘留在牙刷表面，如果有食物卡在刷頭上，更是會幫助細菌增殖。刷牙之後，盡可能一邊沖洗刷頭，一邊搓掉牙刷的汙垢，然後擺在通風良好的地方，讓牙刷保持乾燥，絕對不能刷完牙就立刻將牙刷放進專用的盒子，或是在刷頭的部分套上蓋子。即使牙刷洗得很乾淨，每個月還是應該換一支新的牙刷。

此外，牙刷的刷力差不多在一個月左右會衰退。與刷毛毛尖整齊的牙刷比較之下，刷到開花的牙刷差不多只能刷掉60%的齒垢。此時就算花很多時間刷牙，還是有可能沒辦法將牙齒刷乾淨，甚至還會因此傷害牙齒或牙齦。明明工作忙得特別撥時間刷牙，卻只能得到六成效果的話，會讓人覺得很吃虧對吧。

就算牙刷看起來沒開花，也有可能因為失去彈性而無法充份地刷掉汙垢。所以為了讓刷牙這件事更有效率，建議大家一個月換一次牙刷。

牙刷的刷毛情況與刷除齒垢的百分比

62.9%　　　　　100%

LION齒科衛生研究所的調查

# Q 請告訴我們
刷牙以及使用牙刷的正確方法。

# A 對付蛀牙與牙周病
有不同的刷牙方法。

就算每天都刷牙，還是有可能因為某些刷牙的壞習慣而刷不乾淨。所以接下來讓我們一起學習正確的刷牙方式。

刷牙的方式有很多種，但特別希望大家記住的是

**①對付蛀牙的刷牙方式**

**②對付牙周病的刷牙方式**

這兩種刷牙方式。

只要能學會這兩種刷牙方式就沒問題了。

首先要介紹的是①的刷牙方式。簡單來說，只要根據71頁「Q哪些是容易蛀牙的位置？」的內容，將那些容易蛀牙的位置刷乾淨即可。

接著要介紹的是②的刷牙方式。這個方法需要使用巴氏刷牙法（105頁）與牙線這類輔助工具（108頁）刷牙。

不管是①還是②的刷牙方法，重點都是「要注意自己正在刷哪裡」。

此外，還要注意拿牙刷的方法。

拿牙刷的時候，要像是拿筆一般，利用大拇指、食指與中指捏住牙刷。這種拿法能避免太用力刷牙齒。如果太用力刷牙齒，牙刷會很容易開花，而且還刷不乾淨。

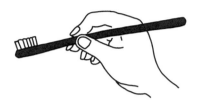

　　此外，建議大家特別注意下列三項基本概念。

---

● **牙刷刷毛要貼住牙齒表面。**

● **輕輕刷就好**

● **小幅度地移動牙刷，一顆一顆刷乾淨**

---

　　此外，局部調整刷法也很重要。

　　比方說，為了將臼齒的咬合面刷乾淨，要像是將汙垢從口腔深處往外掃的感覺移動牙刷。在刷兩側的牙齒或是牙齒表面的時候，則要讓牙刷與牙齒呈直角。

　　對付牙周病的刷牙方法有很多種，例如橫刷法（Scrubbing）或是旋轉刷牙法（Rolling），但最先該學會的是「**巴氏法**」（下一頁）。這是讓牙刷呈45度的刷牙方式。假設有牙周病的問題，建議選擇刷毛柔軟的牙刷。若是不容易刷乾淨的臼齒時，可讓牙刷呈傾斜的角度，才能深入口腔，把牙齒刷乾淨。

此外，在刷門牙的內側時，可將牙刷拿成直的，上下移動牙刷，利用牙刷刷毛的邊角就能將門牙刷乾淨。

### 巴氏法

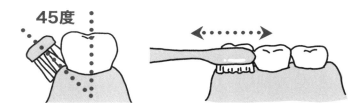

讓牙刷的刷毛呈45度，讓刷毛深入牙周囊袋之後，輕輕地微幅左右移動。

請大家務必養成將牙齒與牙齦的縫隙刷乾淨的習慣。這時候的重點在於利用單排的刷毛將縫隙刷乾淨，而不是使用每一排的刷毛。

**！邁向100的重點**

對付蛀牙的方法就是將容易產生蛀牙的位置刷乾淨。對付牙周病的方法就是①巴氏法或是使用②牙間刷+牙線、單束毛牙刷這類輔助工具。最理想的是三餐飯後花十分鐘刷牙，如果不行，也至少該在晚餐之後刷牙。

## 利用「單束毛牙刷」對付牙周病

現在市面上有許多口腔保健商品，重視刷牙這件事的消費者也越來越多。雖然大部分的人都知道依照需求選擇牙膏、牙間刷或牙線，但大家聽過單束毛牙刷這種產品嗎？

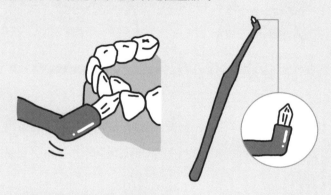

這種牙刷能深入一般牙刷無法刷乾淨的位置，所以能徹底刷除齒垢，通常會在使用一般的牙刷之後，再利用這種牙刷刷那些刷不乾淨的部分。單束毛牙刷的形狀成錐狀，所以能深入牙齒縫隙，刷頭與握把之間的部分則是呈細長狀，所能夠將臼齒的細縫刷乾淨。

這種單束毛牙刷除了能將容易出現蛀牙或牙周病的臼齒刷乾淨，還能針對牙齒重疊的部分、牙縫較大的部分、因為牙周病導致牙齦萎縮，牙根外露的部分或是剛長出來的智齒刷乾淨。由於

能深入牙齒的細縫，所以非常適合戴牙套矯正牙齒的人使用，也很適合用來清理作為假牙基座的真牙。也建議植牙或是做牙橋的人試用看看。徹底清理假牙冠附近的牙齒，才能讓植牙或是牙橋變得更耐用。

### ！ 邁向100的重點

市面上有許多配合刷牙習慣的商品，也有牙齦專用、牙周病專用、植牙專用的商品，大家可與牙醫一起選用適合自己的商品。使用方法與一般的牙刷一樣，讓刷頭貼著要刷的部分輕輕刷即可，千萬不要太用力刷。如果擔心自己刷得太用力，建議大家看著鏡子裡的自己刷牙。

# Q 牙線
## 到底該怎麼使用呢？

**A** 牙線的目的是去除齒垢而不是髒缺。
在此告訴大家各種牙線的使用方法。

牙線最一開始的用途並不是用來清除卡在牙縫的東西。

牙線的**主要目的是去除黏在牙齒表面的齒垢**，使用時，可一邊調整牙線的角度，一邊刮除牙齒表面的齒垢。若從側面觀察，牙齒與牙齒之間的縫隙是三角形的形狀，牙線則是沿著這個三角形刮除齒垢。

此外，如果要利用牙線清理補過的牙齒或是戴了假牙冠的牙齒，要記得從旁邊抽出牙線，不要往上拉出牙線，否則封填劑或是假牙冠有可能會被拉掉。

## 【捲線式牙線】

捲線式牙線的優點在於**能自行調整牙線的長度**。牙醫也通常會選擇捲線式牙線。

使用時，先拉出40公分左右的牙線，接著將牙線的兩端繞在左右的中指幾圈，讓中指之間的牙線剩下10～15公分左右。

接著將牙線卡進牙縫，再將牙齒表面刮乾淨。只是將牙線卡進牙縫，沒辦法將牙齒刮乾淨。

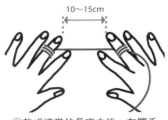

①截成適當的長度之後，在雙手的中指繞幾圈，直到兩指之間的牙線剩下10～15公分左右。

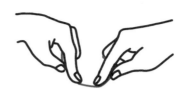

②以拇指或食指拉緊牙線，再緩緩地將拉緊的牙線卡進牙縫之間。千萬不要因此傷到牙齦。

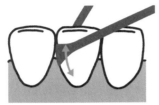

③沿著牙齒表面前後移動牙線。

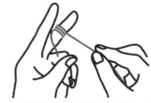

④接著調整一下牙線的位置，以沒用過的牙線清理下一個牙縫。

　　完成清理之後，拉出纏在中指的牙線，利用乾淨的牙線清理其他的牙縫。用過的牙線會沾黏一些看不見的細菌，所以盡可能以乾淨的牙線清理牙縫。

## 【牙線棒的使用方法】

　　牙線棒說不定是最常見的商品。牙線棒的優點在於比捲線式牙線**更方便使用，完全不需要任何準備**。

　　使用時，先將牙線的部分卡入牙縫，再前後移動牙線，刮除牙齒表面的齒垢即可。可讓牙線卡到牙根的部分，再將兩側的牙齒表面刮乾淨。

抽出牙線時，若是太過用力有可能會造成牙齒的負擔。其實這個問題也同樣會在卡入牙線的時候發生，但如果很難卡入牙線或是抽出牙線，就只能慢慢地滑動牙線，讓牙線順利進出牙縫。輕輕地往前後左右移動牙線，就能避免牙齦受傷。假設牙線還是很容易被牙齒勾住，建議去牙醫診所一趟，看看牙齒的填充物或是假牙冠是否平整。

> **！邁向100的重點**
>
> 建議大家每天使用牙線，但我覺得這項習慣很難培養。如果大家也覺得這項習慣很難培養，不妨先試著從一週固定某一天使用牙線的習慣開始培養。比方說，固定在倒垃圾的那天晚上刷牙之後使用牙線。從0到1固然很難，但從1到2或3就簡單得多。建議大家務必養成使用牙線的習慣。

# Q 牙間刷 到底該怎麼使用呢？

# A 重點是「時間點、尺寸與清理方式」。 在此為大家逐項說明。

牙間刷與牙線都是清理牙縫的道具。

一般的牙刷沒辦法刷到牙縫，所以建議大家利用牙間刷或牙線清理牙縫。

使用牙間刷的時間點就是刷牙的時候，不過，很難每餐之後都使用牙間刷清理牙縫，所以建議大家一天使用一次，維持牙齒的健康。

牙間刷的種類非常多，大家可依照牙齒的部位、牙縫的大小選擇適當的款式。有些牙間刷是金屬線將尼龍捆成一束的款式，有些則是矽利康這類橡膠材質的款式。

此外，牙間刷也分成整枝直線的I型與末端呈直角彎曲的L型。如果是要在門牙這類可在牙縫直來直往的部位使用，I型牙間刷是比較理想的選擇，如果是臼齒這類需要從旁邊深入牙縫的部位，L型牙間刷則比較適當。

牙間刷的尺寸通常介於4S～LL之間。假設買到不適合牙縫大小的尺寸，有可能會傷到牙齦，所以剛開始使用牙間刷的人可以先從較細的牙間刷開始試用。

可以的話，請在牙醫診所確認適合自己的尺寸。不同部位的牙縫往往需要不同尺寸的牙間刷，大部分的人也都記不住到底哪個部分該使用哪個尺寸的牙間刷，所以請牙醫師幫你挑出兩款尺寸適中的牙間刷，之後再依照部位換用即可。

一般來說，門牙可使用極細款的牙間刷，齒列不整齊或是牙齦萎縮的部位則可使用略細的牙間刷，牙縫較大或是裝了牙橋的部位則可使用普通尺寸或是較粗的牙間刷。

使用時，可利用大拇指與食指輕輕挾著牙間刷，就像是拿鉛筆一般，傾斜地慢慢插入牙縫之間，接著讓牙間刷轉成平行的角度再輕輕地移動，以免傷到牙。這時候建議大家對著鏡子使用。

讓牙間刷在牙縫移動2～3次，刮出汙垢。臼齒可從外側與內側清理。

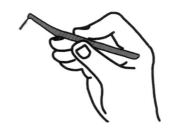

像是拿鉛筆一樣

　　使用之後，沖掉黏在刷毛的髒汙，再放在通風良好的地方徹底蔭乾。如果發現刷毛開花，就是該換的時候。尤其要注意的是，尼龍材質的牙間刷會越用越短。一旦短到露出金屬線，就有可能會傷到牙齒或牙齦，所以請定期更換新的牙間刷。

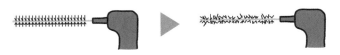

刷毛開花就該立刻更換。

# Q 電動牙刷可以買嗎？ 又該如何使用呢？

# A 用得順手的話， 每天的口腔保健會變得更加輕鬆。

　　能讓我們在短時間內刷好牙齒的工具就是電動牙刷。

　　近年來，有各種方便好用的高規格電動牙刷進入市場，其中的某些款式能與智慧型手機連線，讓我們知道哪些部位沒刷乾淨，有些還有計時功能，提醒我們該刷多久才正確。

不過，許多人都只滿足於使用高級電動牙刷，卻忽略了「該怎麼正確使用電動牙刷」。**其實電動牙刷與一般牙刷的使用方法是不一樣的。**

　　許多人在使用電動牙刷的時候，都像是使用一般牙刷，不斷地用力刷牙齒，但電動牙刷會自行震動，所以根本不需要一直移動牙刷，只需要讓刷毛輕輕地抵在牙齒表面即可。

　　要注意的是，別為了刷乾淨而將刷毛用力壓在牙齒表面，否則牙齒或牙齦有可能會受傷。此外，電動牙刷是透過震動的方式去除髒汙，所以壓得太用力反而會讓牙刷無法震動，效果也大打折扣。如果是「會不知不覺地將刷毛壓在牙齒表面」的人，建議使用具有控制力道功能的電動牙刷。

　　此外，有些人會使用尺寸不對的刷頭。不知道自己該使用多大的刷頭，或是第一次使用電動牙刷的人，建議選擇能將臼齒或是齒列不齊的部位刷乾淨的袖珍型刷頭。雖然袖珍型刷頭的面積比大型的刷頭小，需要更多的時間才能刷乾淨牙齒，但還是建議大家習慣這種小刷頭，幫助自己培養將牙齒的每個角落刷乾淨的習慣。

　　此外，也要記得定期更換刷頭。一旦刷頭的刷毛開花，那麼再怎麼用心刷牙，也沒辦法刷乾淨。有些製造商甚至推出了刷毛會變色的款式，提醒消費者更換刷頭的時間。

　　最後，一定要讀一讀說明書，學習正確的刷牙方式。每一種刷頭都有不同的使用方法，正確使用才能讓牙齒的壽命延長至100歲。

# Q 該如何挑選
# 牙膏呢？

# A 可參考下一頁的表格，
# 依照用途挑選適當的種類。

過去曾有一段時期認為牙膏的「泡泡」很多餘，因為會讓人不知道正在刷哪裡。

但現代的牙膏通常含有能有效預防蛀牙的成分，也花了一些心思避免泡泡太多，或是使用較溫和的研磨劑，所以牙膏已是刷牙不可或缺的重要道具之一。

話說回來，如果你的牙齒不太能承受研磨劑的蹂躪，又或者買了不適合的牙膏，反而有可能導致口腔環境惡化。建議大家依照目前的牙齒狀況與口腔環境選擇適當的牙膏。

牙膏大致可分成下列這些種類。

● **預防蛀牙**：建議使用含有高濃度氟化物的種類。氟化物能促進牙齒再鈣化，抑制齒垢細菌的活力，長期使用可強化牙齒。要注意的是，如果選購了含有強效研磨劑的牙膏，很有可能造成牙齒表面的琺瑯質受傷，進而出現敏感性牙齒的問題，所以選購時務必格外注意這點。

- 預防牙周病：推薦選購具有抗發炎、促進血液循環、高效殺菌這類成分的牙膏。
- 牙齒美白：說是美白，不如說是利用去除有色汙垢的物質讓牙齒恢復原本的顏色。專用的研磨劑或是其他的有效成分可讓有色汙垢脫落。如果真的想讓「牙齒白皙亮麗」，不妨去牙醫診所接受美白療程。
- 牙根保健：如果因為牙周病或是刷牙刷得太用力，導致牙齦萎縮、牙根外露時，建議選用不含研磨劑的潔牙凝膠，也要記得刷牙刷小力一點。此外，牙根很容易蛀牙，所以最好選擇含有高濃度氟化物的牙膏。

此外，最好隨著年紀調整牙膏的用量。建議大家參考下一頁的示意圖調整。

**出生6個月～2歲**
擠1～2公釐大小、
500ppm的牙膏
（剪下來的指甲大小）

**3～5歲**
擠5公釐大小、
500ppm的牙膏
（2粒米的大小）

**6～14歲**
擠1公分大小、
950ppm的牙膏
（1粒豌豆的大小）

**15歲以上**
擠2公分大小、
950ppm～1450ppm
的牙膏
（2粒豌豆的大小）

　　此外，牙膏的重點在於最後的漱口方式。

　　如果選用的是含有氟化物的牙膏，只需要漱一次口，而且水量不用太多，才能讓氟化物在口腔停留，讓牙齒再鈣化與強化。

　　如果是習慣多漱幾次口的人，建議使用「**雙重刷牙法**」（double brushing）。依照平常的習慣刷牙之後徹底漱口，接著再依照刷牙的習慣，將含有高濃度氟化劑的潔牙凝膠抹在牙齒每個角落。最後以少量的水漱口一次，漱完5秒之後再把水吐出來，或是只吐掉多餘的凝膠。

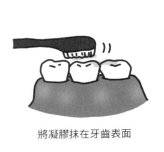

將凝膠抹在牙齒表面

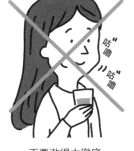

不要漱得太徹底

　　像這樣對症下藥地選用適當的牙膏雖然可以有效解決問題，但如果使用的是電動牙刷，就應該選擇不含研磨劑的牙膏。相關細節可參考電動牙刷的說明書，但大部分的電動牙刷廠商應該都會建議選購不含研磨劑的牙膏。

　　如果實在不知道該選擇哪種牙膏，不妨與牙醫討論。刷牙是每天必做的好習慣，所以選擇適當的牙膏，可提升口腔保健的品質。

# 定期健檢都檢查什麼？

大家都多久定期健檢一次呢？

我有不少患者都是牙齒開始痛才來到診所，有些人則是因為某些個人因素而無法定期健檢。

不過，牙齒的毛病最好能早期發現與早期治療。定期接受牙齒健檢能節省時間與一輩子的看診費用，還能延長牙齒的壽命。

一般來說，定期健檢會檢查下列事項，進行相關的口腔保健。

- 檢查有沒有蛀牙（目視檢查或是利用放大鏡檢查）
- 看看填充物或假牙冠有沒有缺損
- 看看咬合是否正常
- 看看有沒有牙周病的徵兆（檢查或是治療）
- 檢查固定義齒或假牙
- X光檢查或唾液檢查（台灣是由健保支付）

　　透過定期健檢可了解患者的牙齒與牙齦的狀態、過去的治療歷程、以及居家保健是否做得徹底，還能幫忙患者做一些患者難以自行完成的潔牙療程，降低牙齒以及全身患病的風險。

　　要注意的是，不太可能每次都拍X光檢查，而且X光片也只是平面的影像，無法全面了解牙齒的狀況。此外，有些牙醫會一邊治療，一邊幫忙健檢，所以若是沒有明顯的問題，通常不會要求患者接受定期健檢。

　　因此本院都會向患者介紹「**專業保健行程**」。牙醫師會幫採用這項專業保健行程的患者一年進行一次全面檢查，其中包含利用放大鏡檢查口腔的每個角落，同時檢查蛀牙、填充物、牙周病、咬合、口腔黏膜、顎關節有沒有問題，而且還會進行精密的牙周病檢查、X光檢查，替口腔拍攝照片與存檔，利用這些存檔早一步察覺口腔的異變。

　　這其實就是「**早期發現異變，早期進行治療**」的意思。有些定期接受健檢的患者還是沒能趁早治療蛀牙，導致最後需要進行更深入的治療。雖然每次都替患者仔細地檢查牙齒，但不太可能每次都以X光檢查，也沒辦法每次都替口腔拍照，所以才為了本院的患者提供這套「專業保健行程」。

　　此外，本院也會指導刷牙方法以及正確的飲食習慣。如果想要正確地刷牙以及每天保養牙齒，請務必與本院的醫師洽詢。

一如第一章所述，三個月健檢一次算是正常的頻率，但這只是「基本的健檢」。有些人適合更密集地接受健檢，所以請您根據自己的健康狀況，與熟悉的牙醫一起決定接受健檢的頻率。

## ！邁向100的重點

接受定期健檢不代表就能就此安心。只有懂得自我保健的方法，大量吸收口腔保健的相關知識，才是讓牙齒的壽命延長至100歲的不二法門。此外，一般醫科與牙醫也需要攜手合作。有全身性疾病的患者通常會比較密集地接受健檢，但一般人也該盡可能地接受牙齒健檢，因為這樣也能讓身體的壽命延長至100歲。

## 磨牙、咬緊牙關

**Q** 牙醫師跟我説「我説不定有磨牙
或咬緊牙齒的壞習慣」，
但我沒聽過家人這樣説，
也不覺得自己有這個壞習慣。

**A** 差不多半數的人都不會知道自己有這類壞習慣。
如果放置不管，有可能會出大事。

　　磨牙或是咬緊牙關這類習慣分成會發出「嘰嘰聲」與不
會發出聲音這兩種，就比例而言，大致上是各佔一半，所以大
部分的人都不會發現自己有磨牙或咬緊牙關的壞習慣，而且
很難擺脫「填充物常常脫落」、「牙齒才剛治療完畢又出問
題」、「明明沒蛀牙卻有敏感性牙齒的症狀」這類看起來相對
不嚴重的症狀。一般認為，磨牙或咬緊牙關這類壞習慣是由壓
力造成，但其實背後的因素有很多，目前也尚未完全釐清，但
如果不想對牙齒造成更多傷害，建議那些會在睡覺時磨牙或咬
緊牙關的人戴上保護牙齒的「**防磨牙牙套**」。

或許是因為疫情流行的關係，許多人都因為壓力而一整天咬緊牙關。第一章曾經提過，發呆的時候，上下排牙齒不會碰到才是正常的。當我們很專心做某件事情，顎部才會莫名出力，讓牙齒咬在一起。不管咬合是輕還是重，光是牙齒碰在一起，就會對牙齒造成壓力。咬緊牙關的壞習慣得自行改善。比方說，設定每一小時響一次的鬧鐘，並在鬧鐘響的時候問問自己，有沒有因為過於集中某件事情而咬緊牙關。

　　假設符合下列的任何一個項目，就有可能有磨牙或咬緊牙關的壞習慣，這時候請務必去牙醫診所接受診療。

> □ 早上起床時，覺得顎部很酸
> □ 牙齒越磨越短，而且很有光澤
> □ 牙齒容易缺損或折斷
> □ 舌頭或臉頰有齒痕
> □ 一直有過敏性牙齒的毛病
> □ 牙齒一治好又有問題
> □ 牙齒的形狀很嶙峋

## 牙齒美白

# Q 牙齒美白 就只是讓牙齒變白嗎？

# A 不是， 還可以強化牙齒。

近年來，牙齒美白也成為備受注目的醫美項目，而且 **Google Trends**的牙醫關鍵字第一名也是牙齒美白。應該有不少讀者也想要「接受牙齒美白的療程，讓牙齒變白」對吧？

在此為大家介紹牙齒美白療程的效果。

---

1. 牙齒變白

2. 強化牙齒

3. 綻放充滿自信的笑容

---

應該有不少人都聽過1與3這兩種效果，但是2的效果或許會讓大家有些意外。牙齒變白之後，比較能給人充滿活力的印象，也會比較喜歡與別人對話，如此一來，笑容會自然變多，也會對自己的笑容更有自信。

為了讓牙齒美白療程發揮最大的效果，第一步要先接受牙醫的診療。去除牙刷刷不掉的頑強髒汙之後，藥劑才能滲入牙齒，牙齒美白的效果才會顯著。

　　此外，如果沒先處理蛀牙或牙周病，就接受牙齒美白療程，有可能會讓蛀牙或牙周病惡化，或是得不到想要的美白效果，所以在接受牙齒美白療程之前，務必先治療口腔問題。

　　等到一切準備就緒，才會正式進入牙齒美白療程。由於是使用含有殺菌藥的溶劑進行美白療程，所以牙齒美白療程也可說是對付蛀牙與牙周病的方案。

　　再者，有不少研究指出牙齒在經過美白療程之後會變得更穩固以及更抗酸。牙齒表面有一層保護琺瑯質的**薄膜**（pellicle）。當牙齒接受牙齒美白療程之後，這層薄膜會暫時脫落，藥劑也會浸入牙齒內側，此時氟化物與鈣質也很容易滲入牙齒，所以能促進牙齒再鈣化，等於變相強化了牙齒。

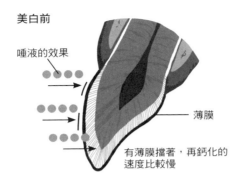

美白前

唾液的效果

薄膜

有薄膜擋著，再鈣化的
速度比較慢

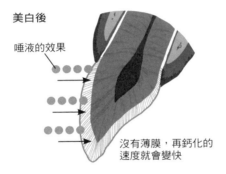

美白後

唾液的效果

沒有薄膜，再鈣化的
速度就會變快

在牙齒的顏色方面，牙刷只能刷掉茶漬這類汙漬而已。用力刷牙固然可讓牙齒恢復原本的顏色，卻沒辦法讓牙齒變白，而且牙齦還會因此萎縮，或是出現敏感性牙齒。刷牙時，刷毛不會開花才是適當的力道。建議大家一邊掌握刷牙的力道，一邊透過美白療程打造不易蛀牙的牙齒。

# Q 居家美白與診間美白<br>有什麼差異？

# A 差異有很多，<br>例如美白的速度與效果都不同

牙齒美白分成兩種，一種是使用低濃度美白藥劑在自家漂白牙齒的「**居家美白**」，一種是在牙醫診所一口氣讓牙齒變白的「**診間美白**」。在此為大家說明這兩種美白方式的特徵。

## 居家美白

這種美白方式不用大費周章跑到診所，在家裡就能完成，所以比較輕鬆。主要的方式是將藥劑擠在牙套裡，然後咬著牙套兩小時左右。

在費用方面也比診間美白來得便宜，而且還能在相對方便的時間進行療程，直到牙齒變成理想的顏色再停止療程。雖然每個人的效果不一樣，但差不多都需要一個月才能看到效果。這種療程的優點在於比較溫和，效果也比較持久，而且還能視個人情況施行。

要注意的是，在居家美白的療程結束後，至少要等個幾小時再喝咖啡或是紅酒這類顏色較深的飲料或食物，如果不想忍耐的話，建議選擇診間美白療程。

## 診間美白療程

　　如果希望立刻享受美白效果，建議前往牙醫診所接受「診間美白療程」。雖然得去診所1～3次，但可以得到想要的牙齒美白效果。費用的話，日本的行情約落在每次1萬5000日圓～3萬日圓左右。

　　如果是牙齒排列不太整齊，導致藥劑很難均勻分佈以及很難戴上牙套的人，就不太適合居家美白療程。此外，如果是希望局部美白的人，也比較適合診間美白療程。

　　不管是選擇居家美白還是診間美白，都得先去牙醫診所檢查有沒有蛀牙、牙周病、牙齒龜裂、過敏性牙齒的問題，否則有可能會導致這類症狀加劇。請大家在接受美白療程之前，務必與熟悉的牙醫諮詢。

　　此外，若想讓美白效果更加持久，可選擇診間美白與居家美白二合一的**雙重牙齒美白療程**。這是在接受診間美白療程之後，保持牙齒美白的最佳選擇。

## 成人的矯正

# Q 長大之後，
牙齒比較難矯正？

# A 隨時都可以矯正牙齒。
在此介紹矯正牙齒的選項以及美觀之外的效果。

　　在藝人的推波助瀾之下，有越來越多成人決定矯正牙齒。小孩子通常是在換牙的時候矯正牙齒，或是根據肌肉、骨骼的成長狀況選擇是否矯正牙齒，但成人隨時可開始矯正。其實很多四十幾歲、五十幾歲的成人因為牙周病與齒列不正的問題而開始矯正牙齒。矯正的方式分成好幾種，在此也為大家稍微介紹一下。

## 金屬線矯正

　　這就是大家都知道的傳統矯正方法。利用接著劑將類似鈕扣的東西黏在牙齒表面之後，再利用穿過這些鈕扣前方的金屬線拉緊牙齒。這種矯正方法很容易造成蛀牙，所以務必接受定期健檢。這種矯正方法的缺點是不太美觀，但最近有白色的金屬線與鈕扣可以選擇，所以看起來也比較不那麼突兀了。

## 自鎖型矯正

這是在牙齦設置牙科矯正專用小螺絲（Anchor Screw），讓牙齒往固定位置移動的部分矯正治療。這種方法完成了傳統矯正法做不到的部分，而且能在短時間之內，有效率地進行治療。比起整體的矯正，更適合在「有需要稍微矯正的牙齒」的情況使用。

## 舌側隱藏式矯正

這是在牙齒內側安裝矯正器的矯正方式。優點是不會被別人看到矯正器，但缺點是矯正器很容易脫落，舌頭一被矯正器刮到也很痛。此外，牙齒的矯正範例也有很多限制。若不是專精舌側隱藏式矯正的牙醫師，也很難進行這類矯正治療。如果想要完美地矯正牙齒，建議還是採用外側矯正的方法。

## 牙套矯正

由於牙套是透明的，所以這也是不用擔心美觀與否的矯正方式。不太需要拔牙的人或是剛結束金屬線矯正治療程的人適合使用這種矯正方式。基本上，一天得戴20個小時牙套。

現在已經是能在一般的牙醫診所接受矯正治療的時代，但如果是給不懂矯正的牙醫矯正，有可能會比原本的狀態更糟，而且每位牙醫在矯正治療的專長都不一樣。我常聽到「牙齒看起來很整齊，但是臼齒沒辦法咬」「矯正之後，反而牙根露出來，變得有敏感性牙齒的問題」這類有關牙齒矯正的抱怨。請先確認矯正的目的，再選擇適當的牙醫吧。

> **！邁向100的重點**
>
> 如果不知道該選擇哪種矯正方法以及專科醫師，可先請教熟悉的醫師。為了讓牙齒的壽命延長至100歲，也為了得到一口亮潔的美牙，當然要慎選適當的牙齒矯正醫師。

# Q 為什麼矯正牙齒就得拔牙呢？

# A 拔牙才能讓牙齒整齊的情況就會建議拔牙

進行矯正治療時，我們最常被患者問的就是「非得拔牙不可嗎？」。

我知道大家都不希望健康的牙齒被拔掉，本院也當然會提出負擔最小、效果最大的方法，但是在沒有實際檢查口腔狀態之前，無法判斷是否需要拔齒。唯一可以斷言的是，不拔齒的矯正治療不一定比較好。

亞洲人的口腔深度小於歐美人，所以牙齒常常都擠在一起，所以若是不拔牙就矯正，最後有可能會變成暴牙。

本院當然也會試著進行不需拔牙的治療方式，但如果希望得到更理想的矯正效果，還是會建議拔牙。

> **！邁向100的重點**
>
> 拔牙是不可逆的治療，所以牙醫師一定是認為拔牙比較好，才會在進行牙齒矯正治療的時候提出拔牙的建議。

# Q 如果外觀看起來沒問題，是不是就不需要矯正？

# A 牙齒矯正治療除了美觀之外，還有很多好處。

　　許多人覺得矯正牙齒只是為了美觀，但其實矯正還有很多優點。

---

①牙齒的排列整齊，保養就會變得很簡單，蛀牙與牙周病的風險也會降低。

②更方便咀嚼，也更能充份攝取營養。不容易造成消化道負擔。

③可減輕臼齒的負擔，變相延長整口牙齒的壽命。

④改善咀嚼的效率，減輕顎部的負擔。

⑤改善身體的平衡，提升運動表現與肌耐力。

---

　　雖然這些都是隱形的效果，卻都是讓牙齒的壽命延長至100歲的關鍵。

　　矯正隨時都可以開始，只要覺得牙齒不整齊，就能接受牙齒矯正治療。新冠疫情爆發之後，人們不得不戴著口罩生活，但或許是因為這個原因，許多成人都接受了牙齒矯正治療。除了美觀之外，也為了健康地活一百歲，什麼時候進行牙

齒矯正治療都不嫌晚。

## 小孩的治療與矯正

# Q 小孩子 有必要接受牙齒矯正治療嗎？

# A 小孩子還會繼續長大， 所以必須觀察之後再決定是否接受矯正。

若問小孩子的牙齒矯正治療最需要注意什麼，那就是「**根據小孩的成長狀況矯正**」以及「**不要錯過矯正的黃金時期**」。可以的話，建議家長從小孩0歲開始，定期帶去牙醫診所接受治療。

早期矯正能讓重要的口腔機能（呼吸、吞嚥、發音）正常發展，也能減少未來罹患蛀牙或牙周病的風險，而這些都是孩子未來的資產。

> ### ！ 邁向100的重點
>
> 依照年齡早期治療非常重要，所以在孩子還小的時候就定期帶小孩去牙醫診所，觀察牙齒的變化。

# Q 小孩的咬合不正
會怎麼樣嗎？

# A 會影響腦部功能
與五官的發展。

咬合不正會對孩子的成長帶來各種風險。

咬合不正其實是複合症狀的表徵。假設幼兒時期就出現口腔機能失調的問題，有可能會對腦部與五官的發育帶來不良影響，咬合也會變得不正。

當腦部與五官的發育不良，就有可能連帶影響學業、情緒，也有可能會出現行為問題、過動、注意力不集中、攻擊性、頑固、成長障礙、口腔呼吸、睡眠障礙這些問題。

假設口腔附近的肌肉或舌頭的發育不正常，或是有吸手指、口腔呼吸這類壞習慣，就有可能會出現咬合不正的問題，此時骨骼有可能長歪，導致姿勢不良，孩子也有可能因此體弱多病。在適當的時間點接受適當的矯正治療，可幫助孩子健全地長大。

# Q 孩子總是嘴巴開開的，沒關係嗎？

## A 如果變成口腔呼吸，會對身體造成各種不良影響。

不知道大家是否有過轉頭看孩子在幹嘛，卻發現他嘴巴開開的經驗呢？根據全新的全國調查指出，約有三成的小孩習慣嘴巴開開的，而這種症狀稱為「**口唇閉鎖不全**」。

目前已知的是，這種嘴巴開開的壞習慣會對身體造成不良影響。口腔呼吸比鼻腔呼吸更容易讓口腔乾燥，也會吸入更多病毒或細菌，而且口腔太過乾燥的話，罹患蛀牙或是牙齦炎的風險也越高。此外，也有研究指出，口腔呼吸有可能造成過敏或是睡眠呼吸中止症。

除此之外，口腔呼吸也會對五官造成影響，比方說，習慣以口腔呼吸的小孩都有嘴唇往前方突出，顎部往後縮，鼻子較塌的特徵。

此時也有可能會影響齒列是否排列整齊。建議各位家長在小孩子六歲左右的時候，讓孩子戒掉這個習慣。有些器具或是訓練能幫助孩子改掉這個壞習慣。為了孩子未來的健康，請不要忽略孩子的這個壞習慣，也要記得與熟悉的醫師洽詢。

# Q 什麼是溝隙封填劑？

## A 能有效處理兒童蛀牙的治療之一

大家是否聽過使用「**溝隙封填劑**」的治療方式呢？

簡單來說，就是利用這種塑膠將很難刷乾淨的臼齒的溝隙塞起來，讓食物與齒垢無法掉進臼齒溝隙的預防性治療。

一般來說，一旦出現蛀牙，通常會將蛀牙磨小顆，再利用樹脂這類填充物將蛀洞補起來，但是溝隙封填劑則是預先將刷不乾淨的部位塞住，避免這些部位變成蛀牙的預防性治療。

這種治療的對象通常是六歲左右的孩子。這是因為剛長出來的牙齒比較柔軟，也比較不耐酸，所以變成蛀牙的風險也相對高很多。此外，如果臼齒的溝槽較淺，或是有良好的刷牙習慣，那麼只要沒有蛀牙，就不太需要使用溝隙封填劑預先治療。

利用溝隙封填劑塞住溝隙之後，還是得定期回診，觀察後續的發展。由於溝隙封填劑是一種填充物，所以很有可能一不小心就脫落了，也有可能會缺一角。如果放置不管的話，還是有可能會出現蛀牙的問題。

此外，就算使用了溝隙封填劑，也不能就此鬆懈，還是要多加注意飲食，避免出現蛀牙，也要記得以氟化劑保護牙齒，或是定期接受牙齒健檢，總之得在日常生活實踐這類預防措施。

## 專欄

## 親子口腔健檢的推薦

為了維護口腔健康，而將孩子帶來診所接受定期口腔保健檢查時，我通常都會提出「親子口腔健檢」這項方案。

若問為什麼我會推薦親子一同健檢，是因為目前已知的是，只要母親或是父親的口腔細菌減少，小孩的蛀牙菌也會跟著減少。

蛀牙是一種生活習慣病。在大部分的家庭之中，親子通常擁有相同的飲食習慣，所以再怎麼替孩子維持口腔健康，只要家裡沒有預防重於治療的概念，或是用餐之後的衛生習慣不佳，都會讓這些努力化為泡影。

建議大家帶著孩子一起接受唾液檢查。

就算這時候孩子已經有很多顆蛀牙也不用太過沮喪，因為還是可以好好地預防蛀牙，所以請帶著孩子一起接受健檢，培養從日常生活預防蛀牙的習慣。大家不覺得親子一起維持口腔健康是件很棒的事情嗎？

雖然蛀牙是在多種條件同時滿足之下才會發生（第68頁的紐布倫之圈），但其實是飲食習慣很難改善，所以除了定期接受口腔保健檢查之外，還要讓口腔健康的概念進入家庭，讓孩子從小就養成良好的習慣。

嬰幼兒的蛀牙預防治療重點在於避免母子垂直感染。出生19～31個月的這段期間，是特別容易感染的時期，而這段期間也被稱為「**感染之窗**」。

父母親在這段期間必須盡可能避免以口餵食，避免小孩因此感染蛀牙菌，也得從平日維持自己的口腔衛生。

就算無法完全預防感染，也不要因為孩子長大了就放棄。建議家長讓小孩定期塗氟，以及讓孩子從平日就懂得保養自己的牙齒，也要幫助孩子培養良好的飲食習慣，如此一來就能減少罹患蛀牙的風險。長此以往，要實現沒有半顆恆齒是蛀牙的夢想也指日可待了。

# Q 孩子不小心撞斷牙齒。 沒多久就要長恆齒了， 所以不用太著急嗎？

## A 乳牙掉了會對恆齒造成影響， 所以趕快去牙醫診所就醫！

　　孩子在成長過程免不了受傷，但如果因此忽視牙齒受損，之後有可能會演變成難以收拾的事情。

　　牙齒最常因為**跌倒**而受損。最常受傷的乳牙與恆齒就是上顎的門牙，尤其常見於爆牙的孩子身上。

　　如果因為受傷而缺牙或是牙齒出血的話，大部分的家長都會急著將孩子帶到診所來，但其實更需要注意的是沒有出血或是不會痛的情況。就算表面上看起來沒問題，但有可能牙根或牙周組織已經受傷，而且就算現在不痛，之後也有可能會開始痛，牙髓也有可能因此壞死。

　　此外，從外表看不出來牙齒是否插入骨頭，或是與骨頭分離（脫臼）。這類情況會對恆齒造成影響，所以最好立刻前往牙醫診所，將牙齒喬回原本的位置。

就算很不幸地牙齒脫落，也要記得立刻去牙醫診所就診。

絕不能抱著「乳牙掉了也沒關係，反正之後還會長出恆齒」這類僥倖的想法，因為乳牙脫落造成的傷口對於恆齒的影響最大。

如果脫落的是恆齒，還有機會重新種回去。只要能搶在三個小時之內治療，治療的成功率就會大增。如果不小心撞掉恆齒的話，請利用保鮮膜包住牙齒，避免牙齒乾燥，再立刻前往牙醫診所就診，將牙齒泡在牛奶、「牙齒保存液」或「生理食鹽水」也是不錯的選擇。就算牙齒表面沾了一些汙垢，也千萬不要用水沖洗，因為自然水通常都含氯。

假設恆齒撞斷或是撞得缺一角，也請放在牛奶裡面保濕，再立刻前往牙醫診所。時間一久，疼痛的感覺有可能越演越烈，所以為了保護牙髓，趁早就醫才是正確的選擇。

**！ 邁向100的重點**

小孩總是會突然受傷。大部分的家長都會因此陷入慌張，所以最好先請教牙醫師一些正確的知識。趁早治療可說是決定牙齒命運的關鍵。

## 口臭

# Q 明明刷牙刷得很仔細，
為什麼嘴巴還是很臭？

# A 口臭也有很多類型。
一起了解五種造成口臭的情況吧。

口臭的原因有九成源自口腔。各種調查指出，每三人就有一人有口臭的問題，麻煩的是，大部分的人都不知道自己有口臭。

既然口臭的原因有九成來自口腔，不妨透過齒科治療或是自我保健的方式努力解決問題。口臭大致可分成下列五種。

### ①生理性口臭

健康的人也會有口臭的問題。

比方說，早上起床的時候、空腹或是緊張的時候，都有可能會有口臭。這類口臭是因為唾液減少分泌所引起，所以只要刷牙、吃東西或補充水份就能解決，算是不需要太過在意的臨時性口臭。

這種口臭會讓人變得不想出門，有時候還會讓別人覺得不舒服。

有時候女性會因為生理期或懷孕而導致荷爾蒙失調，此時也有可能造成口臭。

只要學會第93頁介紹的刷牙方法，應該就能解決這類口臭問題。

## ②因為食物、飲料、酒、香菸引起的口臭

這類是因為大蒜、酒引起的臨時性口臭。這類因為食物造成的口臭通常會在消化過程中出現，如果很在意的話，不妨吃一些口齒芳香錠。

## ③因為疾病引起的口臭

這類口臭與①、②的口臭不同，會出現令人極度不適的口臭。

這類口臭通常源自肝臟、腎臟、鼻腔、喉嚨、呼吸器官、消化器官的疾病，但是其中有九成源自口腔的疾病。蛀牙、牙結石、假牙沒刷乾淨也是原因之一，但更常見的是源自牙周病。這部分將在下一頁的專欄進一步說明。

## ④因為壓力造成的口臭

電視上的諧星常說在登台之前會口渴，嘴巴也會變得很臭。這背後的機制是「緊張→分泌唾液的副交感神經失去活力→唾液分泌不足（這也是一緊張就口乾舌燥的原因）→口臭加劇」，所以壓力也會造成口臭。

## ⑤心理上的口臭

　　儘管沒有口臭，卻還是覺得嘴巴很臭的症狀稱為「恐口臭症」。

　　如果想知道自己有沒有口臭，建議大家前往第一章提過的「口臭專科門診」將口臭量化為「數值」，有時會發現其實根本沒什麼好擔心的。如果實在很在意口臭的問題，不妨試試這個方法。

### 專欄

## 需要格外注意的牙周病口臭

　　疾病造成的口臭通常與牙周病菌有關，因為牙周病菌分解口腔之中的蛋白質之後，會產生一些氣體。

　　這類氣體的味道源自硫化氫（雞蛋腐敗的臭味）、甲硫醇（魚類、洋蔥腐敗的臭味）、二甲硫醚（廚餘的臭味）這類硫化物。

　　有時候溫泉也會散發類似的味道，但口臭絕對比溫泉的味道更臭。一想到自己的嘴巴會散發廚餘般的臭味，就不禁讓人毛骨悚然。順帶一提，高濃度的硫化氫是會危及性命的有毒氣體。

假設牙周病不斷惡化，齒垢或是舌頭表面白白的「舌苔」也會釋放臭味，口臭也會更加嚴重，此時就算嚼口香糖或是含口齒芳香錠也於事無補。

假設口腔很健康，只要刷刷牙就能減少細菌，也能減少上述氣體的量。一旦牙周病惡化，細菌就會在牙周囊袋築巢，很難以牙刷刷乾淨。

就算將舌頭表面的汙垢刷乾淨，躲在牙周囊袋裡面的細菌又會立刻在舌頭表面繁殖，繼續產生造成口臭的氣體，所以只要沒有解決牙周病這個源頭，口臭這個毛病就無法根治。

除了去牙醫診所去除牙結石、洗牙與治療牙周病之外，也可以自行預防口臭。疾病引起的口臭與唾液的分泌量、疲勞、壓力息息相關，所以只要多刺激唾液腺，就能減緩口臭的問題。

## 外科治療

 **聽説在接受外科手術之前，
必須先治療牙齒。**

 **有可能會出現術後併發症，
所以得先治療蛀牙與牙周病。**

　　口腔潛藏著大量的細菌，所以日本最近在推動進行癌症手術之前，先整頓口腔環境的政策。就算是乍看之下，與口腔沒什麼關係的外科手術，也有可能因為吞進唾液之中的細菌，而出現後續的併發症。

　　此外，如果是需要全身麻醉的手術，會使用氣管內管這類直接從口腔或鼻腔插入氣管的器具。假設細菌趁著這時候闖入氣管，就有可能會引發肺炎。假設年長者不小心讓食物或唾液闖入氣管，就有可能會引起「**誤嚥性肺炎**」，但其實這種肺炎與口腔的細菌息息相關。當我們的免疫力因為手術變弱時，就算是年輕人也很有可能因為細菌隨著唾液與食物進入肺部而引起誤嚥性肺炎。

　　此外，搖搖欲墜的牙齒也有可能在手術過程中缺損。

　　基於上述的理由，才會建議在進行看似與口腔無關的外科手術之前，先到牙醫診所檢查口腔環境。

這時候通常會洗牙，以減少口腔環境的細菌，預防術後感染或是誤嚥性肺炎。假設發現了蛀牙菌，也會先行治療或是進行一些應急的處置。如果是不太穩固的牙齒，有可能會先固定牙齒。若是要在手術的過程中插管，也會先製作保護牙齒的牙套。

要在手術與住院之前治好牙齒或許有一定的難度，但是，在術後因為口腔環境的問題出現併發症的話，恐怕會更難根治，而且術後通常要等上一段時間才能吃東西，此時有可能因為肌肉衰退而無法正常吞嚥，導致食物掉進氣管。

**！邁向100的重點**

口腔的細菌有可能會引起併發症，所以請在接受外科手術之前，先到牙醫診所檢查口腔環境，最理想的狀況就是醫科與牙科一起治療。

# Q 有定期服用的藥物的話，要不要在治療牙齒的時候告訴牙醫師？

# A 如果有定期服用的藥物，有可能會對牙齒的治療造成影響，所以如果手邊有用藥記錄，請務必拿給牙醫師看。

　　牙醫診所在第一次替患者治療之前，通常都會詢問患者有沒有定期服用哪些藥物。

　　或許大家會覺得，自己的老毛病與牙齒的治療沒什麼關係，但有些藥物會影響牙齒治療的效果。

　　比方說，有些需要預防心肌梗塞、心肌病、腦中風的患者會服用**抗血栓藥物**，讓血液不容易凝固。由於這種藥物會讓血液變得很容易流動，難以止血，所以在進行拔牙或植牙這類齒科治療的時候，有可能會流很多血。由於能夠在不停藥的情況進行治療，所以請務必告知牙醫師有哪些定期服用的藥物。

　　此外，有骨質疏鬆症的患者通常會定期服用**抗骨質吸收劑**這類藥物。這類藥物也會對拔牙、植牙這類治療造成影響。某些牙周手術治療會讓顎骨壞死，骨頭的血液循環會變差，骨頭的傷痕也會因此變得很難痊癒，所以就算已經停藥了，只要曾經長期服用這類藥物，就務必告知牙醫師。

此外，若是長期服用**抗癲癇藥物**或是**鈣離子通道阻斷劑**，有可能會出現牙齦腫脹這類副作用，有些人的牙齦甚至會因此腫到蓋住牙齒。一旦牙結石變多，症狀就會加劇，所以務必定期接受健檢以及每天徹底刷牙。

如果需要停藥的話，可以請牙醫師與主治醫師一起治療。治療神經的時候會使用麻醉藥物，有時也會開藥，所以請務必告知牙醫師，自己有沒有慢性病或是平常服用哪些藥物。

此外，有時候會因為身體狀況而從治療途中開始服藥或是更換藥物。為了安全著想，也為了順利治好牙齒，請在開始服用藥物或是更換藥物的時候告知牙醫師。

再者，就算是乍看之下與牙科毫無關聯的藥物，也千萬不要自行判斷。為了順利治好牙齒，請務必讓牙醫師得知用藥記錄。

# 牙齒與全身的關係

　　本章的最後要介紹需要一般的醫科與牙科一起治療的疾病，這也是我特別想介紹的內容。「口腔健康」等於「全身健康」，今後的牙醫也必須替病人從頭到腳診斷。

　　假設各位讀者覺得自己的健康有些問題，請務必與熟悉的牙醫師以及專科醫師商量，請兩位醫師合力治療。這應該會比只請其中一位治療來得更有效果。

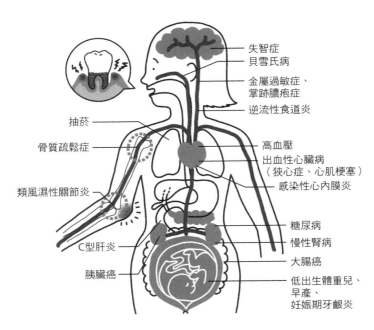

牙周病菌這類口腔健康會對全身造成不良影響。

## 金屬過敏症、掌跡膿疱症

## 【會診】牙科←→皮膚科

大家是否曾有過嘴破一直不好，戴手錶或手環的時候，覺得手癢癢的，耳洞附近的皮膚變得紅腫的經驗呢？有沒有遇過掌心水腫，口腔裡面的金屬填充物與假牙冠周圍的牙齦變得白白的情況呢？

假設出現這類狀，很有可能是過敏了。

過敏常比喻成在杯子裡面倒水的的情況。超過身體的承受範圍時，就會出現過敏症狀。直到去年都沒有花粉症的人，今年突然為花粉症受苦的話，代表「過敏的杯子」滿出來了。

因為過敏引起的皮膚問題有時可在牙科找到解方。

對身體來說，金屬是很難共存的物質，所以將口腔裡的金屬換成陶瓷之後，有時可以改善某些身體不適的症狀。假設口腔之中有各種金屬，那麼當上下排的牙齒咬合，金屬與金屬之間就會有電流經過，也會因此溶出金屬，而這些金屬就是所謂的過敏源。

不過，拿掉這些金屬也不見得就能改善症狀，因為正在**進行根管治療時，牙齒之中的細菌也有可能會引起過敏反應**，此時只要先做完根管治療，過敏症狀就會減輕許多，所以記得先去牙醫診所接受檢查，千萬不要抱著「亂槍打鳥」的心態，隨便拿掉口腔裡面的金屬，否則症狀不一定會消失。

**！ 邁向100的重點**

牙科與皮膚科會診是最理想的模式。告訴牙醫師有哪些皮膚症狀，就能早日診斷病因。

## 糖尿病

### 【會診】牙科←→內分泌內科

糖尿病與牙周病也會互相影響。

假設同時患有這兩種疾病，牙周病有可能惡化，糖尿病的血糖值有可能一直控制不好，也有可能出現只治某一邊卻怎麼都治不好的問題。

糖尿病患者很容易感染細菌或是病毒，也有傷口難以復原的問題，這些問題當然會對牙周病的治療造成不良影響。

此外，也會對牙科的手術（例如拔智齒或是植牙）造成不良影響，還很容易感染目前正在肆虐的新冠病毒。除了徹底防堵新冠病毒之外，定期治療牙周病可預防糖尿病惡化，間接提升對新冠病慣的抵抗力。或許大家很害怕在這個時期出門，但現在有不少牙醫診所都提供能對付這類感染症的療程。

再者，當糖尿病持續惡化，也會對視網膜、腳部、肝臟造成不良影響。其實牙周病可說是這些症狀的導火線，所以一定要想辦法避免惡化。在治療糖尿病的時候，也可安排牙周病的治療。

**！ 邁向100的重點**

同時治療牙周病與糖尿病才是雙管齊下的治療方式。建議大家定期接受健康檢查，控制身體發炎的狀況，藉此提升免疫力。

## 高血壓

### 【會診】牙科←→循環系統內科

　　高血壓的患者比想像中來得多。許多患者都會請內科醫師開藥，透過藥物控制血壓，但有些患者明明長期服藥，卻還是沒辦法控制血壓（控制不良），這類患者在治療牙齒時，有一些事情要特別注意。

　　血壓之所以會在治療牙齒的時候飆升，有可能是因為害怕麻醉或是因為過去的心理陰影，有時候血壓會高到必須中斷牙齒治療的程度，比方說拔牙或是植牙這類治療都有一定的風險，所以若是因為高血壓而沒辦法拔掉搖搖欲墜，又痛到不行的牙齒，那該是多麼可怕的一件事啊。

　　此外，假設高血壓的毛病是因為狹心症或心肌梗塞所引起，治療牙齒的時候也要特別注意高血壓的問題。

　　再者，降血壓藥物之一的鈣離子通道阻斷劑有時會有牙齦增生的副作用，這會導致牙周病失控與惡化。若想徹底治好牙周病，可請內科醫師幫忙更換降血壓藥物。

　　覺得自己的血壓有問題的患者可以大膽地提出需求。牙醫師會幫你一邊量血壓，一邊觀察你現在的狀況是否適合治療牙齒。

# 抽菸

## 【會診】牙科←→戒菸門診

香菸的尼古丁會讓唾液的分泌量減少，唾液也會因此變得黏稠。

抽菸的不良影響可說是罄竹難書，例如口臭、牙齦變黑、焦油黏在皮膚表面，造成皮膚老化，看起來很老，都是其中之一。雖然也有香菸能幫助減肥的說法，但其實這是病態的減肥方式，會讓骨頭變得疏鬆，以及讓內臟變得千瘡百孔。目前已知的是，還與骨質疏鬆症有關。此外，抽菸會讓末梢血管收縮，所以血液無法流到四肢的末端，導致手腳冰冷。

最近IQOS這類加熱式電子菸成為主流，我也很常被問「電子菸與加熱式電子有什麼差異？」「加熱式電子菸比紙菸更好嗎？」。加熱式電子菸在2020年攻佔了30%的香菸市場，而且陸陸續續都有新產品推出，IQOS、glo、Ploom TECH都是非常有名的品牌。日本的新型電子菸幾乎都是加熱式電子菸，所以在此為大家說明加熱式電子菸與一般紙菸的差異。加熱式電子菸的使用方法是直接加熱菸草，再將尼古丁的懸浮微粒吸進肺裡，與直接燃燒菸草，再將煙霧吸進肺裡的紙菸不同之處在於比較不會產生一氧化碳，不過，與紙菸一樣含有致癌物質，所以仍有誘發癌症的潛在風險。此外，加熱式電子菸也含有尼古丁，所以會讓尼古丁成癮症繼續惡化，換言之，改抽加熱式電子菸絕對不會比抽紙菸來得更健康。

　　抽菸對口腔的影響也非常明顯，例如會讓牙齦的血液量變少，導致口腔的細菌更容易繁殖，牙周病也會因此迅速惡化。牙齦之所以變黑，是因為末梢血管被破壞，牙齦陷入貧血狀態。由於末梢血管被破壞，所以牙齦就不太會出現出血、腫脹這類顯而易見的症狀。這會讓我們陷入「沒出血，所以沒問題」、「不會痛，所以還沒出現牙周病」的誤會。此外，當唾液的分泌量減少，就更容易形成蛀牙，傷口也更難痊癒。若在此時植牙或進行外科手術就有一定的風險。

# 失智症

## 【會診】牙科←→家醫科、健忘門診

牙科與失智症之間有些因果關係。缺了牙齒，咬合就會變差，咬合變差，就容易跌倒或是臥病在床。

老人家跌倒是件非常危險的事，許多老人家就是在跌倒之後才臥病不起的。

只要曾經跌倒過，就會因為害怕跌倒而少移動，變得運動不足，身心衰弱，最後整天躺在床上，如此一來，與別人交流的機會就會減少，認知機能也會下滑。

目前已知的是，當失智症不斷惡化，咀嚼也會受到影響，而且也很容易造成誤嚥，順帶一提，肺炎＋誤嚥性肺炎是日本人死因的第三名。

其實最近有研究發現，牙周病菌的毒素侵入體內，再於大腦累積之後，會造成記憶障礙，所以治療與預防牙周病有機會阻止或延緩失智症發作。

此外，因為重聽而導致認知機能下滑，或是誘發失智症的情況也不斷增加。其實重聽與舌頭的肌肉有關，所以就鍛練舌頭肌肉這點來看，大家不妨平日就試著練習「啊依嗚杯體操（46頁）」吧。

**！邁向100的重點**

第一步先與家醫科師師討論。最近也有醫院設立了健忘門診，

可以去這類門診檢查看看。細嚼慢嚥也有預防失智症的效果。

讓我們長期維持口腔健康以及咀嚼力吧。

## 逆流性食道炎與大腸癌

### 【會診】牙科←→消化內科

　　假設逆流性食道炎的患者有時會有牙齒溶化的「**牙齒酸蝕**（78頁）」症狀，但患者本身卻不一定能察覺這類症狀。如果放置不管，牙齒就會變差，也會出現敏感性牙齒的症狀，而且還容易蛀牙，牙齒也很容易溶化，所以有逆流性食道炎的患者最好早點與家醫科醫師討論。如果不趁早治療的話，牙齒可能會更快溶化。

　　接著讓我們換個話題，討論大腸癌與牙科的相關性。最近的研究發現大腸癌患者的癌組織與唾液有共同的細菌。這種細菌稱為「Fusobacterium nucleatum（具核梭桿菌），是非常常見的牙周病菌，我們的口腔也充斥著這類細菌，而且有四成以上的大腸癌患者都有這類細菌。由此可知，有些乍看之下與牙科無關的一般疾病，其實與牙科息息相關。

> **！ 邁向100的重點**
>
> 醫學每天都在進步。口腔是消化道的入口。保持這個入口的整潔，就能預防牙周病菌流竄全身。

## 出血性心臟病（狹心症、心肌梗塞）

### 【會診】牙科←→循環系統內科

出血性心臟病是日本人死因第二名的疾病，一般認為，**動脈硬化**是這種疾病的原因。

牙周病菌會造成一些慢性發炎的症狀，而這類症狀的副產物會讓血管硬化，進而引起動脈硬化的問題，或是會造成血栓，引起心肌梗塞的問題。此外，牙周病菌也會形成血栓。從這幾點來看，牙周病這種慢性發炎疾病會讓罹患出血性心臟病（狹心症、心肌梗塞）的風險提高。

> ！ **邁向100的重點**
>
> 為了減少罹患心臟病的風險，請先檢視自己的生活習慣，然後定期去牙醫診所檢查牙周病。尤其動脈硬化的患者更應該定期接受牙周病檢查，避免牙周病惡化。

## 感染性心內膜炎

### 【會診】牙科←─→循環系統內科

　　雖然牙周病菌在進行某些齒科治療、特殊檢查或治療的時候會入侵血液，但通常一下子就會消失。不過，若是患有心臟病，有時牙周病會一直留在血液之中，久而久之，就會在心臟內壁的心內膜、心瓣膜、人工瓣膜累積（菌垢）。牙周病菌與蛀牙常是感染性心內膜炎的原因，所以維持口腔清潔是件非常重要的事。

> **！邁向100的重點**
>
> 有心臟病的人最好定期去預防牙科接受蛀牙或牙周病的檢查。
> 此外，治療出血的症狀時，可以在治療之前先使用抗生素。

## 慢性腎病

### 【會診】牙科←→泌尿科、腎臟內科

牙齒病與慢性腎病會互相加速惡化。

慢性腎病會讓身體的老舊廢物更容易停留在血液之中，導致免疫力下，加速牙周病惡化。此外，腎臟具有製造骨頭的功能，而慢性腎病會導致這項功能無法正常運作，骨質流失的速度也會因為牙周病而加速。

牙周病產生的發炎物質會對血管造成不良影響，也會造成腎臟的負擔。加州大學的研究指出，牙周病會讓罹患慢性腎病的風險增加四倍。

此外，被歸類為罕見疾病之一的**IgA腎病**（腎小球腎炎）也與扁桃腺炎、牙周病菌有關。這種疾病非常可怕，只要未能趁早發現，就有可能無法根治，最後只能透過一些治療方式延緩病程。必須由腎臟內科、泌尿科與牙科聯手，才能趁早預防這種疾病。

> **！ 邁向100的重點**
>
> 一旦骨質流失就很難恢復。讓我們徹底治療牙周病，不要再讓牙周病與慢性腎病助長彼此的聲勢吧。建議大家前往常與一般醫科合作的牙醫診所檢查。

## 低出生體重兒、早產、妊娠期牙齦炎

### 【會診】牙科←→婦產科

懷孕時，荷爾蒙會失調，身心都會變得不穩定。讓我們一起了解懷孕時，口腔會出現哪些變化吧。

第一種變化就是唾液的分泌量會因荷爾蒙失調而減少，罹患蛀牙或牙周病的風險也會增加，而且女性荷爾蒙的雌激素與黃體酯酮也會增加。牙周病菌是以女性荷爾蒙為營養來源，所以此時也很容易出現妊娠期牙齦炎的問題。更糟的是，孕婦常常因為孕吐而無法好好刷牙，還得因為荷爾蒙失調承受牙周病的折磨，所以這時候就直接去牙醫診所，接受口腔保健的治療吧。

可怕的是，患有牙周病的孕婦早產，以及生出低出生體重兒的風險是健康孕婦的5～7倍，這是因為牙周病的發炎症狀製造的前列腺素是與子宮收縮有關的生理活性物質，這類物質會對子宮造成影響。

> **！ 邁向100的重點**
>
> 我通常會建議孕婦每兩個月接受一次牙周病檢查，因為懷孕時，很難自行維護口腔的健康。

## 骨質疏鬆症

### 【會診】牙科←→骨科

骨質疏鬆症會讓骨頭變得脆弱，所以牙周病也更容易惡化。

停經之後的女性若是患有骨質疏鬆症，其支撐牙齒的齒槽骨的骨質就容易流失，此時就算牙周炎的症狀消失，還是會因為女性荷爾蒙之一的雌激素減少，導致罹患牙周病的風險增加。有研究指出，治療牙周病能在停經之後減緩骨質流失的速度。

有些治療骨質疏鬆症的藥物會讓我們不適合拔牙，但不是所有骨質疏鬆症的藥物都是這樣。此外，就算最近正在服用骨質疏鬆症的藥物，也只需要在拔牙之後好好照顧傷口，不需要刻意停藥。

建議大家在拔牙之前，先讓牙醫師了解用藥記錄。

**！邁向100的重點**

**女性的骨質很容易流失，所以務必徹底治療牙周病。**

# 胰臟癌

## 【會診】牙科←→消化內科

胰臟癌是非常可怕的疾病，只要被宣告得了胰臟癌，五年之內的死亡率高達93%。

有份2017年的論文指出，牙周病菌是導致罹患胰臟癌的凶手之一。

當牙周病不斷惡化，口腔環境一直維持在容易出血的狀況，口腔之內的細菌就有可能侵入胰臟或是波及其他器官。

只要我們的免疫力正常，細菌就無法在血液之中孳生，但是當我們的體內到處發炎，就等於身體一直都處在受損的狀態，所以發炎症狀當然會造成不良影響。

> **！ 邁向100的重點**
>
> 胰臟癌很難早期發現，所以預防也顯得格外重要。若能盡可能排除造成胰臟癌的原因，那當然是再理想不過的事。第一步就從治療牙周病開始吧。

## 類風濕性關節炎

### 【會診】牙科←→骨科

我有位長年為類風濕性關節炎煩惱的患者。為他進行根管治療之後，差不多兩週左右，他就不再需要類固醇藥物，血液檢查也都是正常的數值。也有報告指出，在接受牙科治療之後，關節就不再疼痛。由於症狀不會立刻消失，所以得追蹤病情半年左右才能知道結果，但由此可知，那些乍看不相關的病情之間，其實藏著某種關聯性。

> **!** 邁向100的重點
>
> 不要自行決定「類風濕性關節炎與牙科無關」，而是要與牙醫師說清楚自己有哪些疾病。

## 貝雪氏病

【會診】牙科←→內科、眼科

貝雪氏病是**慢性反覆性自體免疫疾病**。

這種病會在口腔或外陰部造成潰瘍，也會出現皮膚病、眼睛的葡萄膜發炎、關節炎、血管炎這類症狀，是非常難根治的罕見疾病。雖然目前還不知道病因，但一般認為是由遺傳基因與感染病所引起。

貝雪氏病的患者在拔完牙齒之後的一至兩天常常會出現葡萄膜發炎或是視力下滑的症狀，這主要是因為牙周病菌之一的口腔鏈球菌侵入血液所引起，所以牙周病越嚴重，貝雪氏症的症狀就有可能越嚴重，有時候甚至會因為口腔衛生不佳而導致失明。

> **！邁向100的重點**
>
> 由牙科、內科與眼科醫師合力治療是最理想的狀態。長保口腔衛生，做好事前準備就能比較安全地拔牙，也要記得告知家醫科師與牙醫這類疾病。

# C型肝炎

## 【會診】牙科←→內科

最近C型肝炎的病毒已能透過內服藥治療，但許多人都還不知道這個好消息。

C型肝炎病毒幾乎都是透過血液感染，所以只要避免感染者的血液從傷口進入身體，就能將C型肝炎擋在門外。C型肝炎的症狀通常都是不可逆的，例如慢性肝炎會慢慢惡化成肝硬化、肝細胞癌、肝衰竭。一旦惡化為肝硬化，就沒有藥物可以改善，而且這類疾病也很難察覺，一旦罹患，肝功能就會大幅衰退，是非常可怕的疾病之一。

有報告指出，C型肝炎與**口腔扁平苔癬**這種疾病有關。口腔扁平苔癬是癌化的前期症狀（癌前病變），目前仍未釐清病因。一般認為，口腔扁平苔癬與金屬過敏、壓力、內分泌異常、免疫異常、藥劑有關。如果口腔扁平苔癬的患者同時有C型肝炎病毒感染問題，要進行全身檢查就得請來肝臟專科醫師協助，有時候甚至得請皮膚科醫師一同看診。

大家是否覺得很驚訝呢？沒想到牙齒與這麼多疾病有關吧？嘴巴是身體的一部分，也是消化道的入口，會與這麼多疾病有關也很正常吧。

今後，一般的醫科與牙科越來越需要通力合作，但現在仍未建立互相合作的管道。期待今後能成為視醫科與牙科聯手治療為理所當然的時代。

**Q** 之前沒有定期接受牙齒健檢，
或是牙齒治到一半就不再去治療的話，
會很不好意思再去找
原本的牙醫師治療。
牙醫師會不會覺得很生氣呢？

**A** 怎麼可能會生氣，
大部分的牙醫師都會等待患者回來。
本院的牙醫師與員工對病患也是翹首以待喲。

　　無法定期接受牙齒健檢，或是治療被迫中斷的患者應該都是情有可原。比方說，工作太忙、新冠疫情的影響，身體狀況不佳、親人需要照顧、搬家。

　　本院當然也知道患者不太可能什麼事情都以治療牙齒為第一優先，所以不會因為治療中斷而難過或是生氣。

　　正在治療的牙齒通常會裝臨時的假牙冠或假牙，而這些東西都只能應付短期使用，時間一久，蛀牙或是牙周病就會惡化，有時候甚至會演變成不得不拔牙的情況。**患者明明是為了治療牙齒而來，牙齒的壽命卻反而因為這樣縮短**，這絕對不是我們樂見的，所以請務必早日恢復就診。

　　如果不好意思再去同一間診所接受未完成的治療，去其他牙醫診所也沒關係，但最好是趁早接受治療。

　　定期牙齒健檢也是一樣。定期牙齒健檢的間隔之所以會如此設定，背後是有理由的，一旦超過這個間隔，牙周病、蛀牙、咬合不齊這類問題就會在不知不覺之間越來越嚴重。

　　所以請大家真的「定期」接受牙齒健檢。只要能養成這個習慣，就更有機會在活到一百歲的時候，還擁有一口「健康牙齒」。

# 第3章

## 以Q&A的方式介紹。
## 讓治療過的牙齒
## 盡可能延長壽命

本章的主題是「治療」。將會為大家說明該怎麼讓治療過的牙齒盡可能延長壽命。

會以Q&A的方式回答填充物、根管治療這些大家想知道的內容。

## 填充物

聽説牙齒咬模也分成很多種，
請問有什麼不一樣的地方嗎？

了解模型的素材，
再依照需求選擇適當的材質。

大家可曾聽過「**補綴**」這個字眼？

簡單來說，補綴就是讓蛀掉的牙齒恢復部分功能或是原本形狀的東西。大家耳熟能詳的假牙冠、填充物、局部活動假牙、全口式活動假牙或是植牙。

在進行補綴治療的時候，必須製作模型，也就是俗稱的咬模，用來製作模型的材質非常多種。

最具代表性的材質是「**寒天+藻酸鹽**」的組合，而這種組合可由日本的保險支付，所以大部分的日本人也比較熟悉這種材質。

這種材質的優點就是便宜，但缺點就是時間一久會變形，不太耐用，而且精確度也不足。

　　另一種材質則是「**矽利康**」。這是一種精確度較高的橡膠材質，也常當成生體材料使用。自費治療可選擇任何想要的材質，所以也可以選擇這種矽利康。這種材質的精確度較高，而且也比較不會因為用太久而劣化，所以是非常好用的材質，缺點就是凝固的時間比較久。

　　現在受到全世界關注，也於日本慢慢普及的是以數位技術建模的「**數位牙科技術**」，簡單來說，就是利用照片替口腔建模的技術。

　　這種技術不再需要將素材倒入口腔，等待素材凝固，而是利用掃描機掃描患者口腔，建立口腔的3D模型資料，再根據該資料建立模型。這種技術應該會慢慢地於各種領域應用，但有些牙齒的狀況還是應該以矽利康咬模比較好。

**Q** 牙齒的填充物有很多種，
不知道該怎麼選。
能不能介紹一下
各種填充物的優缺點呢？

**A** 現在的選擇比以前多了很多。
在此為大家介紹銀粉與瓷粉這類材質的特徵。

　　牙齒會因為蛀牙而缺角或是受傷，此時我們就必須利用一些材料補牙。在此依照材質的不同，為大家介紹常用的補牙材料。

　　同時也會介紹這些材料的優缺點，提供大家參考。

|  | 優點 | 缺點 |
|---|---|---|
| 複合樹脂<br>（塑膠） | ·不需要咬模，只需要治療一次。<br>·牙齒不用削得太小。<br>·比較不突兀。<br>·比真牙柔軟，所以比較不會磨到其他牙齒。<br>·能與牙齒黏著。 | ·容易被染色與變色。<br>·有可能會缺角與破損。<br>·強度不足，很難作為大型的填充物使用。<br>·怕潮濕。 |
| 金銀鈀合金<br>（銀牙） | ·可利用保險支付，所以很便宜。<br>·耐用，強度也夠。 | ·不美觀。<br>·是很堅硬的材質，所以周遭的牙齒很容易被磨損。<br>·會有金屬過敏的問題。<br>·牙齒與牙齦有可能因此變色。<br>·很容易藏汙納垢，造成牙周病。<br>·必須利用黏著劑黏在牙齒上。 |
| 黃金合金<br>（白金加黃金） | ·硬度與牙齒相當，而且精確度較高。<br>·耐用，具有一定強度。<br>·可於各種部分使用。<br>·比較不會發生金屬過敏的問題。 | ·屬於自費治療的部分，所以很昂貴。<br>·金色看起來不美觀。<br>·必須利用黏著劑黏在牙齒上。 |
| 陶瓷 | ·非常美觀。<br>·不容易沾黏汙垢。<br>·硬度與牙齒相當，周遭的牙齒比較不會被磨損。<br>·與原本的牙齒最相似。 | ·屬於自費治療的部分，所以很昂貴。<br>·施力不均有可能會破損或是脫落。<br>·必須削掉不少牙齒才能套得上。 |
| 氧化鋯 | ·外觀非常白皙。<br>·比陶瓷便宜。<br>·不容易破損。 | ·屬於自費治療的部分，所以很昂貴。<br>·比真牙還硬，所以要避免周圍的牙齒被磨損。 |

若以**耐用度、美觀度、費用**這三個觀點替上述的材質排出優先順序，可得到下圖的結果。

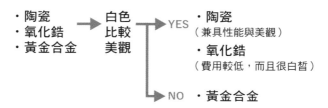

❶ **耐用最重要**

・陶瓷
・氧化鋯 → 白色 比較 美觀 → YES ・陶瓷（兼具性能與美觀）
・黃金合金 → NO ・氧化鋯（費用較低，而且很白皙）

・黃金合金

❷ **美觀最重要**

・陶瓷（最好看）
・氧化鋯（第二好看）
・複合樹脂（第三好看）

昂貴 ↕ 便宜

❸ **想省錢**

・銀合金 → 比較在意美觀與否 → YES ・複合樹脂

這些材質必須根據治療的位置選擇與使用。牙醫師會先觀察患者的牙齒以及牙齒周遭的狀況，再根據美觀度與預算，還有告知各種材質的優缺點之後，再請患者選擇治療方式。在此要強調的是，**沒有百分之百正確或錯誤的選擇**，只有依照自己的價值觀選擇適當的治療方式才是唯一的正確解答。

# Q 牙齒治好之後，就不會再蛀牙了？

# A 可惜的是，蛀牙的風險還是會稍微提高。

可能有些人會覺得，牙齒好不容易治好，也利用人工的假牙冠套住牙齒，所以應該不會再蛀牙了，甚至有些患者會覺得「套了假牙冠的牙齒比以前更強壯」，但是，這兩種觀念都是錯誤的。

曾經蛀過的牙齒很容易再次蛀牙。

最不容易蛀牙的牙齒，當然是沒有半點損傷的牙齒。之所以會蛀牙，當然是因為「**有某種容易造成蛀牙的原因存在**」，比方說，牙齒排列不整齊或是刷牙的方式不正確。套牙冠或是放入其他人工製造的東西，一定會與原本的牙齒產生縫隙。這些縫隙特別容易藏汙納垢，而且是很難刷乾淨的部分，所以若不仔細清理這些縫隙，被套住的牙齒就會從這些縫隙開始蛀牙。

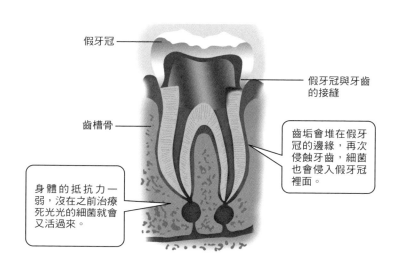

假牙冠

假牙冠與牙齒
的接縫

齒槽骨

齒垢會堆在假牙
冠的邊緣，再次
侵蝕牙齒，細菌
也會侵入假牙冠
裡面。

身體的抵抗力一
弱，沒在之前治療
死光光的細菌就會
又活過來。

　　最麻煩的是，在假牙冠裡面的蛀牙很難發現，只能在定期牙齒健檢的時候檢查牙齦的狀況，或是利用X光了解假牙冠裡面的狀況。如果沒特別注意，有可能連真牙都會開始蛀牙，最後演變成不得不拔牙的狀況。為了避免這類情況發生，請務必在牙齒的療程結束後，定期觀察牙齒的情況，以及每天保養牙齒。

### ! 邁向100的重點

為了避免假牙冠裡面的牙齒變成蛀牙，請在治療結束之後，定期接受牙齒健檢，降低必須再次接受治療的風險。

# Q 有聽過填充物與假牙冠（補綴物）劣化的問題，這是真的嗎？

## A 由於補綴物每天照三餐承受負擔，所以時間一久就一定會劣化。

時間一久，補綴物一定會劣化。對補綴物來說，口腔是非常惡劣的環境，除了濕度100%之外，每次我們吃東西的時候，都得承受幾百次超過10公斤的壓力。

補綴物有可能受損、缺角以及與牙齒之間出現縫隙，所以牙齒的療程結束後，必須定期觀察，才能預防再次蛀牙。

要在牙齒治療結束後，讓牙齒的壽命延長至100歲，就要

---

①讓補綴物的周遭保持清潔，沒有半點齒垢或汙垢殘存。

②有問題就要立刻前往牙醫診所就診。

---

自費治療的補綴物當然比健保給付的補綴物更好，精確度更高，所以若希望這些補綴物能夠用得更久，或許可以考慮選擇自費治療。此外，如果有磨牙這個壞習慣，補綴物以及周遭的牙齒都很容易受損，所以要特別進行觀察。建議這類患者在睡覺的時候戴上牙套。

再者，牙齒抽過神經之後，就不會因為蛀牙而牙痛，也就很難發現蛀牙，所以更需要定期接受更精密的檢查。

治療過的牙齒能撐多久，其實是因人而異，所以很難斷言「牙齒還能撐幾年」。不過，最近有一套名為「牙齒年齡診斷專家」的系統問世，這套系統能幫助我們了解牙齒的平均壽命，有興趣的讀者可透過下列的QR碼瀏覽。

**牙齒年齡診斷專家**
（日文版系統介紹）

　　既然要治療，我們牙醫當然希望盡可能延長牙齒的壽命，但可惜的是，只有自費治療才能提供精密度較高的材質。

**！ 邁向100的重點**

我知道不是每個人都能以牙齒為第一優先（大部分的人應該都是以工作或家庭為第一優先），不過現在已經可以分段治療，也就是先進行應急的臨時治療，等到有空再進行正式治療。

# Q 想進一步了解
使用樹脂進行治療的方式

# A 只要使用得當，
這種白色樹脂（塑膠）
可幫助我們維護口腔健康。

　　塑膠樹脂稱為**複合樹脂**，有時也會簡稱為**樹脂**，那麼這種材料會在何時使用呢？

　　在治療蛀牙的時候，通常得拔掉被蛀蝕的牙齒，但如果能夠減少這類悲劇發生，在牙醫診所陷入憂鬱的患者應該會大幅減少才對。

　　複合樹脂的優點正是如此。為了印模而必須將牙齒修成正確的形狀時，通常得削掉不少牙齒，但只要使用複合樹脂，就能只削掉被蛀蝕的部分，而被削掉的部分越少，牙齒的壽命當然就更長。

　　另一個優點在於一天就能治療完畢，讓患者不需要一直來診所，讓患者的負擔降至最低。金屬或是陶瓷的填充物通常會在把洞挖大之後印模，之後再約時間補綴，但如果改用複合樹脂治療，就能當天結束整個療程。

此外，使用複合樹脂治療時，可以利用「**黏著技術**」這種將填充物黏在牙齒的方法修復牙齒。金屬嵌體是透過類似齒輪的構造與牙齒嵌合，但是複合樹脂則是在牙齒的表面進行一些化學處理再黏合，所以會與牙齒合為一體。這也是複合樹脂的一大優點。此外，複合樹脂也與陶瓷材質擁有一樣的特徵。

不過，要使用這種黏著技術就必須徹底管理口腔環境。這類黏著的處理很怕潮濕，一旦接觸到血液或唾液就會黏不牢，所以在治療牙齦或是因為牙周病而不斷出血時，複合樹脂很難牢牢黏在牙齒上。

此外，這種黏著處理也很害怕空氣的水份，所以通常會使用「**隔離障**」讓正在治療的牙齒與唾液隔絕，以便讓複合樹脂牢牢地黏在牙齒上。

**隔離障**

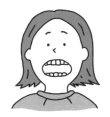 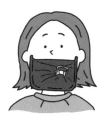

隔離障是於根管治療之際使用的橡皮墊。可避免牙齒接觸唾液，以便在無菌的狀態進行治療。

　　此外，如果牙齒蛀得太嚴重，複合樹脂就可能不太耐用。此時有可能會進行特殊處理，或是使用更加精密的材料，但這些都屬於自費治療的部分。這部分的治療比較專業，若想進一步了解，可試著請教牙醫師。

　　由於黏著技術已經非常發達，所以用途也越來越多元，比方說小顆蛀牙的治療，還是讓缺損嚴重的牙齒恢復美觀的治療，抑或屬於自費的牙齒美白療程，全都是黏著技術的用途之一。

### 使用複合樹脂治療的例子

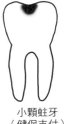

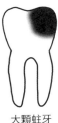

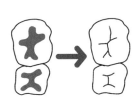

小顆蛀牙
（健保支付）

大顆蛀牙
（健保支付）

讓臼齒的填充物
變得又白又美
（自費治療）

一般的療程會先削除沾黏細菌的牙質，再於表面塗一層黏著劑。

　　接著仔細地修復與牙齒顏色相符的複合樹脂。假設選擇的是自費治療，覆蓋多層不同顏色的複合樹脂。如果是小顆的蛀牙，大概10分鐘就能治療完畢，假設選擇的是自費治療，有時候得耗費一個小時才能結束治療。不過，不管是健保支付還是自費治療，都能在當天結束，這對患者來說，可以說是一大福音。

　　除了上述的治療之外，還有在牙齒表面塗抹複合樹脂，改善牙齒顏色的療程。黏著技術有了長足的進步之後，複合樹脂的應用範圍也越來越廣泛。

　　雖然複合樹脂會不斷地磨損，也很容易被染色，但反過來說，複合樹脂也很方便修復，所以表面若是被染色，只需要研磨一下，就能去除顏色，有任何缺損也能立刻修復。

　　建議大家在定期牙齒健檢的時候觀察牙齒狀況，或是進行修補以及其他的後續保養。

**！邁向100的重點**

複合樹脂的總結

【優點】

●當天即可完成治療

●牙齒不用削掉太多

●外觀看起來是白的

【缺點】

●容易劣化（可選擇自費，解決這個問題）

●黏著需要高超的技術（可選擇自費，解決這個問題）

●不太適合用於修復缺損過大的牙齒（可選擇自費，解決這個問題）

## 根管治療

**Q** 因為蛀牙一直惡化，
所以抽神經了。
到底牙齒的神經治療是怎麼一回事？

**A** 拔掉在牙齒內部被細菌感染的神經
與清理傷口之後，
再以殺菌劑治療。

牙齒內部有細微的神經與血管經過，而這些部分統稱為「牙髓」，一如骨頭之中的神經與血管被稱為「骨髓」一樣。

當牙齒蛀到牙髓，牙髓就會因為細菌發炎，我們也會開始覺得牙痛。雖然牙髓也有一定程度的抵抗力，但只要一發炎，就會有很多細胞死掉，而且蛀到牙髓外露之後，通常就得先抽掉牙髓，以免症狀繼續惡化。

除了蛀牙之外，有時也會因為牙齒缺損或外傷而抽掉牙髓。

牙髓發炎或是被細菌感染之後，除了會痛，牙根附近的組織也會發炎，牙齦也會腫起來，所以最好趁早治療。這種拔除牙髓的治療就稱為「**根管治療**」。

接下來要一邊對照下一頁的圖，一邊說明根管治療的過程。

　　當牙髓因為感染細菌而壞死，「牙根」就會化膿（①）。此時抽掉牙髓（②）之後，會利用藥物替空出來的牙齒內部殺菌（③）。殺菌之後，為了避免再度感染會填入藥物，再做一個臨時的蓋子蓋起來（④）。確認沒有化膿或是發炎後，會將橡膠狀的填充物塞入根管，封住根管的頂部（⑤）。如果都沒問題的話，就會封死，再塞入填充物或是套上假牙冠，完成補綴的治療（⑥）。

### 根管治療

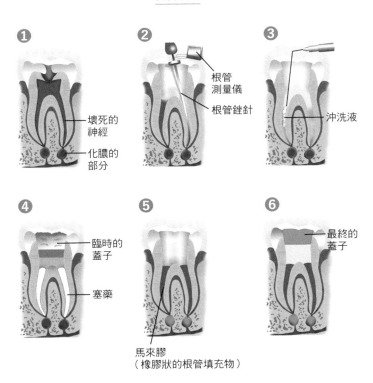

❶ 壞死的神經　化膿的部分

❷ 根管測量儀　根管銼針

❸ 沖洗液

❹ 臨時的蓋子　塞藥

❺ 馬來膠（橡膠狀的根管填充物）

❻ 最終的蓋子

根管治療其實很困難。每個人的根管都是不同的形狀，分叉的方式也都不同，而且形狀通常很複雜，很少是直線延伸的，而牙醫師必須使用專屬的金屬器具清理根管。某項研究指出，根管最多只能清理65%左右。

牙醫師只能盡可能地清理如樹枝狀分叉的根管，之後再以藥劑消毒。假設細菌侵入這些分叉的部分會怎麼樣？很有可能會演變成治療再多次，都還是很痛的情況，所以在進行根管治療時，一定要避免細菌侵入根管。這時候就會用到183頁提到的**隔離障**，讓牙齒與唾液隔離，再進行根管治療。

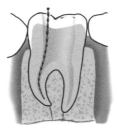

假設牙根是彎曲的，根管治療就會變得很困難。

如果是分叉錯綜複雜的根管，根管治療就會變得很困難。

另一件令人遺憾的事，就是牙齒在進行根管治療時，壽命也會跟著縮短。當牙齒正在接受根管治療，齒壁會被磨薄，根管治療結束之後，也會為了套假牙冠而將牙齒磨小顆，而這些治療都會對牙齒或口腔造成負擔。

　　總括來說，最理想的情況就是不需要進行根管治療。但如果不接受根管治療，牙齒就會隱隱作痛的話，那當然還是得接受根管治療。希望延長牙齒壽命的牙醫師當然會盡可能避免進行根管治療，所以大家若是發現自己有蛀牙，就趁早去牙醫診所接受治療吧。

　　另一個重點是**患者的抵抗力**。我們身體的抵抗力能讓牙髓停止發炎，所以當我們體力下滑，或是有慢性病的老年人，根管治療就會拖得比較久。

　　順帶一提，就算去除了牙齒內側的牙髓，牙齒外側也還有牙髓，所以就算抽掉牙髓，也不可能當天就完全不痛，只能藉助身體的力量，讓這股疼痛慢慢緩和下來。

　　比較少見的是，偶爾會出現治療結束後，又立刻發炎的情況。如果治療之後，症狀暫時緩解，但一下子又開始發炎的話，恐怕是其他原因引起發炎反應。第二次的根管治療通常比較困難，因為牙髓已經抽掉，所以不到極度惡化的程度，通常不會痛，也很難早期發現問題。為了避免這類情況發生，建議大家養成定期牙齒健檢的習慣，盡可能早期發現症狀。

# Q 已經知道根管治療有多難。那麼該注意哪些重點呢？

# A 要防堵細菌。在此提出兩項重點。

根管治療需要進行無菌處理。無菌處理包含

①避免唾液以及空氣中的細菌進入根管之中。

②使用經過殺菌處理的器具。

這些都是需要注意的部分。

## ①避免唾液以及空氣中的細菌進入根管之中

牙醫師在為病人進行根管治療時，必須不斷地與看不見的細菌對抗，所以重點當然是要盡量避免這隱形的敵人闖入根管之中。

因此牙醫師通常會在病人的口腔設置**隔離障**。

隔離障

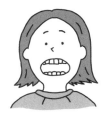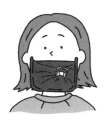

隔離障是於根管治療之際使用的橡皮墊。可避免牙齒接觸唾液，以便在無菌的狀態進行治療。

　　一如183頁的說明，隔離障能透過橡皮膜避免口腔之中的唾液滲入牙齒，是能有效阻絕唾液的利器。從旁人來看，戴著隔離障的病人好像很痛苦，但其實隔離障能確實地撐開嘴巴，實際上比想像中的輕鬆。

## ② 使用經過殺菌處理的器具。

　　如果利用不潔的工具清理根管，當然沒辦法清乾淨，所以最理想的模式就是每次都使用**新的工具，使用完畢就丟掉**，不過這麼一來，成本實在太高，所以就牙醫師而言，會與患者討論是要選擇自費治療，還是選擇保險支付的治療方式，也就是使用殺菌過的器具治療。

　　大家在接受根管治療的時候，也可以就以上兩點與熟悉的牙醫師討論。

---

譯註：台灣的健保只涵蓋六項治療，未涵蓋每次都使用新的工具，所以理論上，應該是與日本的情況相同。

# Q 牙醫師建議我接受顯微根管治療。請問這是什麼樣的治療方式呢？

# A 是讓患部的視野放大數十倍再進行治療的方式。

　　不知道大家是否聽過顯微根管治療？簡單來說，就是利用顯微鏡進行根管治療的意思。早在很久以前，心臟外科、腦外科、眼科以及其他的醫療領域都會在進行手術的時候使用顯微鏡。這種方法可以看到肉眼看不清楚的患部，所以越來越多牙醫診所採用此技術，在日本的普及率約為8～10%左右吧。

　　在牙科的領域裡，顯微鏡通常會於進行根管治療的時候使用，幫助牙醫師將牙齒深處的細縫清乾淨。有些狹長的牙根只有1公釐不到的寬度，所以顯微鏡可說是幫助牙醫師清理這些細縫的利器。

　　放大患部的視野等於不需要削掉太多牙齒。此外，隨著這項技術越來越普及，應用的範圍也越來越廣。比方說，磨牙或是咬到硬物時，牙齒偶爾會出現看不見的細縫，這時就能利用顯微鏡找到如此細微的傷痕。

　　此外，有些口腔衛生師會在治療牙周病的時候，使用顯微鏡去除較細微的牙結石，也會使用顯微鏡檢查假牙冠是否合適，以及在讓病人咬模之前，確認蛀牙是否被完全削掉，也會在去除牙結石或洗牙的時候使用顯微鏡。有些需要切開牙齦的外科手術也會用到顯微鏡。

　　顯微鏡除了能幫助牙醫師看到更枝微末節的部分，還能將影像投射在螢幕上，讓患者看到根管的狀況，牙醫師也能根據螢幕裡的影像說明。這麼做的好處在於能消除患者的不安，以及讓患者更願意自行維護牙齒的健康。

　　看得到口腔的狀況的話，患者當然比較放心，所以顯微鏡也是牙醫師與患者溝通的利器之一。

## 治療之後的疼痛

**Q** 治療總算是順利地結束了，
但還是會隱隱作痛……
這到底是怎麼一回事？

**A** 治療結束後，
偶爾會出現暫時的疼痛與不適。
在此為大家介紹
術後恢復良好與術後不適之際的因應方式。

不管是多麼簡單的牙齒治療，都是削掉身體一部分的治療，所以感染的組織與被切除的組織，都需要一段時間才會康復。治療結束後，還是有可能會覺得痛或是敏感性的酸痛，但這些疼痛通常都會隨著時間消失。

比方說，明明沒有治療神經，但是將牙齒磨成小顆之後，牙齒還是有可能會痛。將牙齒磨成小顆時的震動以及熱能一定會傳導到神經（因為在治療的過程中，會為了減少牙齒與神經的傷害而噴水），所以麻醉退了之後，牙齒有可能會隱隱作痛。如果沒有治療神經，卻在治療結束之後覺得很痛，建議大家先觀察一陣子再說。

其實要讓牙齒不痛很簡單。以造成神經痛的蛀牙為例，只需要抽掉所有的牙髓，就一定不會再覺得牙齒很痛，但這麼做實在有違醫學倫理，而且也會導致牙齒的壽命縮短。

**最堅固耐用的一定是您本來的牙齒**。越是大範圍的治療，越會讓牙齒的壽命縮短，而且每治療一次，贋復物就會變得更大，牙齒也會跟著變差，失去牙齒的風險也會因此升高。

此外，若是蛀牙不幸惡化，治療了神經，也有可能還是會覺得痛。牙齒的內部其實非常纖細，除了神經之外，還有一些微血管。磨除被感染的齒質時，也必須去除纖細的神經的末端，而這些刺激都會傳遞給神經。

切掉神經的刺激，將牙齒磨成小顆的振動，細菌侵入牙齒內部的刺激，都會讓神經變得躁動，所以神經需要一段時間才能恢復平靜。

隱隱作痛的感覺或是咀嚼時的疼痛通常需要兩、三天才會消失，但有時候卻會持續好幾個月，每個人在這部分的差異非常明顯。

如果治療結束之後還是會覺得痛，請不要過度使用這顆牙齒，也盡可能避免這顆牙齒接觸太冷或太熱的食物。如果還是痛得受不了，也可以吃止痛藥。

# Q 治療蛀牙之後，覺得咬合怪怪的。該怎麼解決這個問題呢？

# A 就算只有0.01公釐的誤差，也會覺得咬合怪怪的。雖然通常都會慢慢適應，但如一直覺得不舒服，最好重新調整。

聽到0.01公釐這個數字，大家應該沒什麼感覺對吧。不知道大家是否有過在咀嚼食物時，覺得怪怪的，結果發現是吃到頭髮的經驗呢？其實頭髮的直徑大概是0.025公釐（25$\mu$m、微米）左右。我們的口腔連小於頭髮一半的異物都能偵測得到。

假設在治療蛀牙的時候，將牙齒磨成小顆，或是換了一個新的填充物，哪怕這個填充物非常符合牙齒，還是有可能會覺得咬合怪怪的。

我們在咬合的時候，會慢慢地調整成在所有牙齒均衡施力的模式，所以只要有一顆牙齒比以前高一點，就會破壞整體的平衡。

此外，不斷治療同一個部位的話，有可能讓咬合的誤差以微米為單位不斷地擴大。

大家千萬別小瞧咬合的問題。若是放置不管，顎部有可能會因為承受多餘的壓力而疼痛，也有可能會出現顳顎關節症，甚至會造成頭痛與肩膀酸痛。

一旦咬合出現問題，就很容易只用單邊的牙齒咀嚼，這麼一來，左右兩側的肌肉就會變得不一樣厚，臉部的輪廓也會變得扭曲。如果在治療結束後，覺得咬合怪怪的，請立刻與牙醫師討論。

要注意的是，治療結束後，牙齒有可能會過敏，所以就算填充物的高度沒問題，但還是有可能會有異物感。這種情況通常只需要觀察一陣子就沒問題。

那麼有咬合不正問題的人，又該接受哪些治療呢？就算是咬合不正，也不能隨便就決定將牙齒磨成小顆，因為這是不可逆的治療行為。

此時為了找出咬合不正的原因，會讓患者戴上類似牙套的裝置（稱為**咬合板**）24小時。這種矯正咬合的裝置能讓顎部的肌肉放鬆。當顎部的肌肉放鬆，確認哪個部分的咬合是正確的之後，才會開始調整咬合。這時候的重點在於咬合的位置不是由牙醫師決定，而是調整成最輕鬆的咬合位置。

> **！ 邁向100的重點**
>
> 肩膀僵硬或身體不適有可能是因為咬合不正造成的。為了健康地活到一百歲，建議大家請牙醫師幫忙檢查自己的咬合是否正確。

## 適合在牙齒治療期間吃的食物

大家在牙齒治療期間都吃什麼呢？

自古以來就有「細嚼慢嚥，有益健康」這種說法，而且細嚼慢嚥也真的能促進唾液分泌，幫助腸胃蠕動，刺激大腦活化、緩解壓力，以及其他替健康加分的效果。

不過，在接受牙齒治療的時候，會有不太適合細嚼慢嚥的情況發生，比方說，剛接受切開牙齦這類外科手術的情況，或是裝了臨時假牙、假牙還是調整或是剛植牙的情況，都最好等到治療告一段落，再恢復細嚼慢嚥的習慣。

## 【不太適合用力咀嚼的情況】

☐ 剛接受外科手術

☐ 裝了臨時假牙

☐ 才剛植牙

☐ 正在習慣新的假牙

☐ 正在進行根管治療

外科手術結束之後的一週，是傷口最容易裂開的時候，所以有可能會因為用力咀嚼導致傷口癒合的速度變慢。建議這時候吃一些不需要咀嚼的食物，粥類或是湯類的食物就很適合。要特別注意的是醬油、辛香料、偏酸的食物，也要盡可能避開較刺激的食物。建議此時多吃低鹽的食物。含酒的食物或飲料當然也是能避則避。

裝了臨時假牙的患者吃東西要特別小心，因為太用力咀嚼會導致臨時假牙脫落。為了方便拆掉，臨時假牙通常只會以黏性較低的黏著劑安裝，所以要盡可能避開太硬的麵包或是魷魚絲這類需要用力撕咬的食物。口香糖、軟糖、焦糖這類黏性較高的食物會有可能會害臨時假牙脫落。

植牙後的一個月是骨頭與植牙結合的時期，因此也是非常敏感的時期。

若在此時讓植牙承受多餘的壓力，植牙有可能無法與骨頭充份結合，所以牙醫師通常會請患者在這一個月之內，盡可能以另一邊的牙齒咀嚼。

安裝了新的假牙之後，往往需要經過一段時間調整，而為了習慣新的假牙，建議大家在剛裝好的一～二週之內，選擇不太需要咀嚼的食物。

新假牙通常會慢慢調整，以免傷到牙齦。此時大概需要一個月的時間，才能讓兩頰支撐假牙的肌肉慢慢習慣新的假牙。


正在進行根管治療時，也要慎選食物。如果這時候吃了較刺激的食物，有可能會讓根管治療的效果大打折扣。通常在進行根管治療時，都會選擇比較柔軟的食物，以免咀嚼造成的刺激影響治療效果，如果一不小心吃到太硬的食物，很有可能會突然傳來一陣刺痛。

如果覺得自己煮飯很麻煩，可以在這段時間買調理包或是果凍應急。

另一件要請大家特別注意的是，這類偏軟的食物通常都是碳水化合物，而這種碳水化合物偏多的飲食會讓我們無法充份攝取維生素、礦物質與膳食纖維，而且外食也會遇到這個問題。


為了維持體力與健康，當然希望大家盡量攝取均衡的營養，但如果實在做不到，不妨只在治療的時候攝取營養補充錠這類營養補充品。

## 臨時假牙

**Q 臨時假牙有哪些種類？
該怎麼選擇比較好呢？**

**A 請先了解
「臨時假牙（provisional restoration）」這個單字。
可以製作精密度更高的臨時假牙。**

大家可曾聽過「**Provisional Restoration**」這個單字呢？

這不是我們牙醫師在患者身邊慢慢刻出來的臨時假牙，而是由牙體技術師利用模型製作的精密臨時假牙。

簡單來說，就是「**超厲害的臨時假牙**」。

由於是由牙體技術師製作的，所以形狀與真牙完全一樣，而且強度也更高，表面帶有光澤之外，也比較容易研磨。

假設療程拖得太久，牙醫師擔心臨時假牙強度不夠，或是治療範圍擴及整個口腔，導致咬合產生明顯變化，或是需要製作更精密的門牙時，都會使用這種超厲害的臨時假牙。

由於這種臨時假牙與真牙非常相似，所以更能確定與套在底下的牙齒是否匹配，也可以不斷地修正，直到臼齒都能咬合為止。

要是裝上最後的假牙冠之後，變得沒辦法自行保養牙齒，刷牙也刷不乾淨的話，那可就得不償失了。如果能使用這種模擬最後狀態的高精密度臨時假牙，就能知道牙齒的哪些地方刷不乾淨，也就能提升自行保養牙齒的品質。

　　尤其植牙是從零開始製作牙齒，所以自由度非常高。能在臨時假牙的階段就練習牙齒的保養與刷牙，也是這種臨時假牙的優點之一。建議大家使用這種高精密度的臨時假牙模擬最後的狀況，等一切確定之後，再套上最終的假牙冠。

　　這種高精密度的臨時假牙不在健保給付的範圍，而是需要自費。或許有些人會覺得「幹嘛在臨時假牙花錢」，但只有這種方法可以模擬最後的狀況，所以不失為選項之一。

## 口腔外科

# Q 牙醫師告訴我，我的牙周病需要進行牙周翻瓣手術。請問牙周翻瓣手術是什麼？

# A 牙周翻瓣手術是治療牙周病的最終手段，會為了去除找不到的髒汙而切開牙齦。

對大家來說，牙周翻瓣手術或許是個很陌生的名詞，但其實把這種手術想像成治療牙周病的最終手段就好。牙周病是很多人都有的問題，而最棘手的地方就是牙周病沒有自覺症狀。若能在牙醫診所早期發現，在惡化之前就治療，那麼只要學習正確的刷牙方式，以及去除牙結石就能讓牙齦不再發炎，也能就此結束治療。這個療程就稱為「**牙周基本治療**」。假設結束牙周基本治療之後，牙齦還是持續發炎，有可能與下列兩個理由有關。

第一個理由是有**齒列不正、填充物或假牙冠不合適，牙齦本來就不強壯這類問題**。

有這些問題的患者都會基於自身的病情接受適當的治療。比方說，齒列不正的患者會接受刷牙的指導，牙醫師也可能會建議接受牙齒矯正治療。至於填充物或假牙冠不合適的患者，牙醫師則會建議修正，牙齦有問題的患者，則可以使用專門的牙刷以及刷牙的方法。

另一個理由是**因為牙周病的發炎反應，導致骨質流失，牙齒周遭的牙周囊袋變得太深（重度牙周病）**。有時候會因為牙根的形狀太過複雜，而無法利用清理牙根的工具將牙根清乾淨，這時候就會需要進行**牙周翻瓣手術**。

牙周翻瓣手術只會在有必要的時候與部位進行。在不切開牙齦的情況下清理牙周囊袋，就像是「閉著眼睛掏耳朵」一樣，不管口腔衛生師的技術有多高明，只要牙周囊袋有一定的深度，通常都沒辦法100%清理乾淨。因此為了連牙周囊袋的深處都清理乾淨，才會透過牙周翻瓣手術切開牙齦，將黏在牙根的齒垢、牙結石全掃出來，之後再把牙齦蓋回去以及縫合。

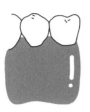
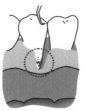
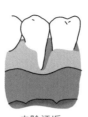
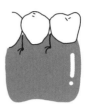

| 治療前 | 切開牙齦，<br>確認汙垢的位置 | 去除汙垢，<br>修整骨頭的形狀 | 視情況採用<br>再生手術，<br>再縫合牙齦 |

　　此外，若是齒槽骨的骨質流失，可以接受改善骨頭凹槽的牙周再生手術。近年來，這項手術有了長足的進化，可增加一些支撐的構造，讓搖搖欲墜的牙齒延長壽命。

　　不過，若問這項手術是否適用於任何狀況的牙齒，就現況來說，應該還是不太可行，比方說，如果骨質流失的情況很嚴重，接受牙周再生手術也無法改善情況。能否接受牙周再生手術端看牙周病的嚴重程度，這部分還請大家與牙醫師討論。

　　此外，若是打算接受植牙的患者，第一步要先讓牙周病根治。若是牙周病還沒治好就植牙，長期累積在周圍的齒垢或牙結石會造成植好的牙齒出現牙周病的問題。雖然植好的牙齒不會蛀牙，但還是會跟真牙一樣有牙周病的問題。一旦骨質因為牙周病流失，植牙的部分就很難康復，所以打算植牙的人應該先治好牙周病。

最後要提醒的是，如果是正在服用骨質疏鬆症相關藥物或是其他藥物的患者，請務必在接受牙周翻瓣手術之前告知牙醫師，若能準備用藥記錄，整個療程就會更順利。

　　此外，抽菸會嚴重影響治療的成功率，建議大家在接受這類治療時順便戒菸。

　　為了讓患者安心地接受手術，牙醫師也會徹底說明手術的內容、風險，以及說明術前術後的保養。如果對手術有任何疑慮，也記得在手術之前問清楚。

> **！邁向100的重點**
>
> 有時候在接受牙周翻瓣手術之後會覺得疼痛或是出現感覺過敏的問題，但為了延長牙齒的壽命，我通常會建議患者接受牙周翻瓣手術。請大家把這項手術列入考慮，讓牙齒的壽命延長至100歲。

# 第**4**章

以Q&A的方式介紹。
在失去牙齒之後，
進行適當補綴的
「補綴篇」。

本章的主題是「補綴」。或許大家對這個字眼很陌生，但補綴物就是假牙、牙橋、植牙、填充物這些失去牙齒之後，用於補強的人造物。

或許大家會覺得，這些補綴的內容與自己沒什麼關係，但本章整理了許多希望大家知道的重點，幫助大家了解失去牙齒之後，還能有哪些選項可以考慮。

## 拔牙、智齒

**Q** 明明不會痛，
但牙醫師卻建議拔牙。
讓我好驚訝……

**A** 聽到要拔牙的確會讓人很難過對吧。
牙醫師會如此建議，
主要會有四個理由。

由於人生很長，所以大部分的人應該都曾經面臨需要拔牙的情況。

不過，若是不知道非得拔牙的理由，應該會覺得很鬱悶。在此為大家說明會被建議拔掉的牙齒是哪些牙齒。

### ① 牙周病

必須拔牙的理由第一名就是牙周病。

牙周病會讓牙齒周圍的組織持續發炎，導致支撐牙齒的骨頭溶化，沒辦法再支撐牙齒，牙齒也會變得搖搖欲墜，這時候一吃東西就會覺得痛，也沒辦法將食物嚼細。如果繼續惡化的話，就會出現營養失調或是不敢用會痛的牙齒咬東西，如此一來，其他的牙齒也會受傷。就是因為知道會發生後續這些事情，所以牙醫師才會建議拔牙。

## ②蛀牙

　　大部分的人一想到蛀牙，就會想到牙齒又酸又痛，但其實末期的蛀牙有可能不會痛。

　　當蛀牙惡化到一個程度之後，就算裝了假牙冠再咀嚼，牙齒也可能連這種普通的壓力都承受不住。如果硬是在牙齒所剩不多的情況下套假牙冠，牙齒還是有可能會裂開，此時一咀嚼就會覺得很痛，而且假牙冠沒多久就會脫落，沒兩下就得立刻來醫院處理。如果牙齒已經爛得千瘡百孔，恐怕連刷牙都沒辦法，牙齦也會變得又腫又痛，還會發出惡臭。所以這時候牙醫師通常會衡量治療的時間以及費用，再建議患者拔牙。

## ③牙齒出現裂縫

　　男性比較常見咬合力過強這個問題。在歷經多次治療之後，所剩不多的牙齒很容易裂開，但肉眼很難察覺牙齒的裂縫，所以牙醫診所通常會替患者的牙齒拍X光片，確認牙齒是否有裂縫，不過，就算拍了X光片，也不一定能找出裂縫。

　　牙齒出現裂縫之後，細菌會從裂縫入侵，導致牙齦發炎。假設咀嚼疼痛或是發出惡臭這類問題一直沒辦法根治，牙醫師通常會在這種時候建議患者拔牙。

### ④ 牙齒長的位置不好

雖然不一定會有症狀，但智齒或是下方的門牙常有這種問題。

如果置之不理，有可能會出現蛀牙或是牙周病，還有可能危及旁邊的牙齒。一旦出現症狀，被迫得拔牙的時候，旁邊的牙齒也會被波及，所以牙醫師為了避免問題擴大，通常會在這種時候建議患者拔牙。

# Q 治療到一半的牙齒可以過了一段時間再治療嗎？

## A 其實我很想回答「絕對不行」，但每個人的情況都不同，所以只能建議大家「趁早」接受治療。

正在治療的牙齒非常脆弱。

臨時的填充物或是臨時假牙沒辦法撐好幾個月，所以若是一直不接受治療，蛀牙就會惡化，也會很難刷牙，牙周病也會因此蔓延，牙齒的狀況有可能因此變得比治療之前還糟，或是不得不拔牙。

　　尤其在接受蛀牙治療、根管治療或是做了假牙冠、填充物的模型之後，臨時塞住牙齒的狀況更是危險。如果已經一段時間沒有繼續治療，建議大家趕快前往牙醫診所，繼續接受治療。

　　此外，若是在療程還沒結束時，臨時塞住牙齒的蓋子或是填充物脫落，哪怕不是上述提到的狀況，也要趁早前往牙醫診所處理。臨時的蓋子或是填充物脫落的牙齒與旁邊的牙齒，以及另一邊咬合的牙齒的相對位置會很容易改變，所以若是超過一週都沒繼續治療，就有可能要重新咬模，或是沒辦法將掉出來的填充物放回去。

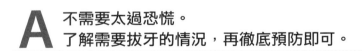

**Q** 我知道在什麼情況下非拔牙不可了。
那麼該怎麼預防這些情況呢？

**A** 不需要太過恐慌。
了解需要拔牙的情況，再徹底預防即可。

　　不管是誰，聽到要拔牙都會很驚訝。除了失去牙齒會很難過之外，有可能之後沒辦法再吃以前愛吃的食物，缺牙也不太美觀，而且還得花不少錢。

第一章已經提過，會不得不拔牙通常是牙周病、蛀牙、牙根破損（牙齒出現裂縫）這些問題。

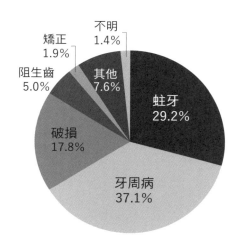

第二次恆齒拔牙原因調查（8020推進財團／2018）

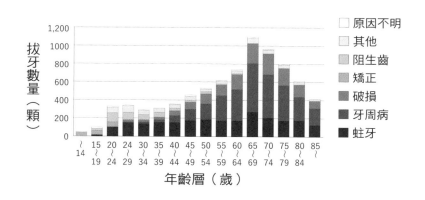

若根據年齡層分類拔牙原因，可以發現越年長，拔牙的比例越高，還會發現拔牙的一大原因就是**牙周病**，而且破損的比例也跟著上升。至於各年齡層都佔有一定比例的拔牙原因則是**蛀牙**。此外，年輕世代的拔牙原因也包含矯正或是阻生齒（長不出來的牙齒，例如智齒就是其中之一）。

抽掉神經的牙齒會變得比較脆弱，一旦承受重壓就有可能會**破損**而裂成兩半，此時就不得不拔掉。

除了抽神經的牙齒之外，有些牙齒的風險也很高。比方說，治療到一半，沒有繼續治療的蛀牙，裝了假牙冠的牙齒、有牙周病的牙齒都是其中之一。裝了局部活動假牙的牙齒也因為一直承受著壓力，所以算是高風險的牙齒。

裝了假牙冠的牙齒通常都是抽過神經的牙齒，而這些受過傷的牙齒通常壽命很短，而且套在牙冠裡面的牙齒也有可能會變成蛀牙，所以必須定期接受牙齒健檢與觀察狀況。

之前已經一再提過，要避免上述的情況發生就要定期接受保養，尤其是選擇能定期幫忙拍攝X光片以及能讓「牙醫師」仔細檢查的牙醫診所。除了自行保養牙齒之外，喜歡吃甜食或是吃一頓飯吃很久的人，最好試著改善飲食習慣或是戒菸、少抽菸，有磨牙習慣或是常常咬緊牙關的人，則可試著戴上防磨牙牙套。

# Q 智齒最好拔掉？還是維持原狀比較好？

# A 得根據智齒的長法以及口腔環境決定。

這個問題是患者最常問的三大問題之一。

智齒是從前方往後算的第8顆牙齒。大家應該都知道，智齒是最後一顆長出來的牙齒，通常都是在18～20歲的時候長出來，但通常都不會直直地往上長，而是往旁邊長。如果回溯到尼安德塔人的時代，智齒似乎都是直直地往上長，但現代人通常吃比較軟的食物，所以顎部的骨骼有退化的傾向，智齒才會常常往傾斜或水平的方向生長。

臼齒本來就是很難清理的位置之外，長得歪歪斜斜，只探出一點頭部的智齒更是很難刷乾淨。如果食物殘渣或是汙垢一直卡在智齒與前一顆牙齒之間的縫隙，有可能會突然因為冰冷的食物而感到酸痛。要是智齒的前一顆牙齒的牙根出現蛀牙，久而久之就會越來越痛，最後有可能會不得不拔牙。若是太晚才發現蛀牙，有時候會連智齒的前一顆牙齒都變成蛀牙，而不得不兩顆牙齒一起拔掉。

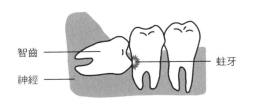

智齒——

神經——

——蛀牙

智齒與前一顆牙齒之間的齒垢很容易害這兩顆牙齒變成蛀牙。

此外，牙齒刷不乾淨，就有可能出現**牙周病**。牙周病嚴重的時候，牙齦會又腫又痛，有時候連臉都會腫起來。就算牙周病沒這麼嚴重，只要一覺得身體很疲勞，牙齦就腫起來的話，這時候就只能選擇拔牙，否則沒有辦法根治。

另一方面，女性在懷孕的時候，常會遇到荷爾蒙失調的問題，此時牙周病也會跟著惡化，也會因為孕吐而沒辦法把牙齒刷乾淨，口腔環境便會因此惡化，智齒附近的牙齦也很容易在這時候腫起來。孕婦能服用的藥物也很有限，因為有些藥物會對胎兒造成影響。

所以第一步要先拍攝X光，了解牙齒的狀態。假設是直直地往上長的智牙，那麼只要好好地刷牙，以及自我保健，就不一定得拔掉。

　　保留智齒的好處在於未來若是非得拔牙時，智齒可移植到被拔掉的牙齒的位置。此外，在一定的條件之下，智齒還能代替植牙時的假牙。

　　呈水平方向生長的智齒牙根有時會與下顎骨的大神經靠得太近，所以在拔智齒的時候，有可能會造成這類神經受傷。拔智齒的手術的難易度取決於智齒的體積、生長方向與深度，所以除了拍攝一般的X光片之外，也要透過電腦斷層這種立體X光掃描了解患者的狀況，再考慮該不該拔掉智齒。

## ！邁向100的重點

年輕人拔智齒的最大理由就是「智齒很痛」。如果只拔智齒也就算了，要是連前一顆健康的牙齒都得拔掉，那真的是悲劇一場。建議大家在20歲之前先去牙醫診所替整個口腔照一次X光，確認牙齒的狀況以及智齒是否已經長出來了。

## 專欄
### 拔牙之後會出現哪些情況？
### 有哪些需要特別注意的事情？

拔牙是外科治療方式的一種。拔完牙之後，下層的骨頭會露出來，所以在上面的黏膜長出來之前，都得讓這個部位靜養。

拔牙的流程如下。

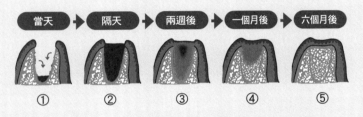

①牙齒拔掉後，底下的骨頭外露的狀態。骨頭會一直滲血（當天）。

②血液在敞開的傷口凝結成果凍狀的血餅（血栓），也就是所謂的結痂（隔天）。

③過了兩週左右，傷口會復合，下方的骨頭開始恢復（兩週後）

④過了一個月之後，牙齦長回來，骨頭也開始長出來（一個月）

⑤過了半年之後，會長出堅硬的顎骨，雖然形狀與拔齒之前不太一樣（六個月後）。

拔完牙齒後，直到傷口癒合之前，要比平常更小心照顧傷口。

● **拔完牙齒之後，用力咬住紗布30分鐘，讓傷口停止流血**

假設回家之後，傷口還是一直流血，可利用紗布止血。

● **在麻藥完全退去之前吃止痛藥**

覺得越來越痛的話，就不用忍耐，趕快吃止痛藥。

● **就算覺得很不舒服，也不可以一直摸傷口，或是一直用力漱口**

有時候骨頭外露會很痛，所以建議大家漱口時，把水含在嘴裡，讓口腔變得濕潤就好。

● **避免拔完牙就進行激烈運動或喝酒**

一旦血液循環變好，就會變得更容易出血。建議大家在拔完牙的當天以淋浴代替泡澡。

● **拔牙當天可以不用刷牙**

拔完牙齒的隔天可以輕輕地刷牙，但要盡可能避開傷口。

● 就算傷口很腫，也不能一直冰鎮

一直冰鎮會讓血液循環變差，傷口癒合的速度就
會變慢。

● 盡可能避開會卡在傷口的食物

建議一些較柔軟的食物，例如粥或是湯都是不錯
的選擇。

拔牙之後，傷口需要一段時間才會癒合。如果所有的症狀在過
了一個月之後完全消失，就能進行接下來的治療。

# Q 拔牙後該怎麼辦？可以不理它嗎？

# A 在拔牙之前就先與牙醫師討論傷口是不是可以放著不管。

老實說，在拔牙之前就應該先跟牙醫師討論拔牙之後的處置。如果拔完牙就置之不理，可能會發生下列的問題。

①旁邊的牙齒變斜，或是慣用的牙齒突出來，往拔牙留下的空洞倒。如果置之不理，牙列有可能變得不整齊，也有可能影響咬合。

②拔完牙之後，有可能因為不易咀嚼或其他理由而使用另一側的牙齒咀嚼，導致另一側的牙齒因為過度使用而受損。

③有可能會影響發音。空氣會從缺牙的位置漏風，導致發音變得不清楚。

④缺牙會影響美觀，會讓人不好意思開口笑，也沒辦法享受美食。

　　為了讓口腔環境常保健康，讓牙齒的壽命延長至100年，請盡可能以下一頁介紹的術後治療方法保養牙齒，千萬不要置之不理。拔牙之後的處置方式必須根據一些條件選擇。

①拔掉的牙齒是門牙還是臼齒？

②拔掉的牙齒原本是否能正常發揮功能？

③支撐牙齒的顎骨是否還存在？

④拔牙後，周圍的牙齒是什麼狀態？（是牢靠的牙齒，還是
　已經套了假牙冠？）

　　接下來為大家介紹拔牙後，補上牙齒的方法。

# Q 拔牙後，
有什麼治療方法可以選擇呢？

# A 大致上有牙橋、局部活動假牙
與植牙這三種選擇。

牙橋是為了在拔牙之後穩固兩側牙齒，而套上橋狀假牙套的治療。由於牙橋會固定在牙齒上，所以優點是比較舒適，除了不會覺得不舒服，也不容易脫落。

不過，要套上橋狀假牙套的時候，必須將兩側的健康牙齒磨成小顆，而且牙齒與牙齦都會承受多餘的壓力，所以兩側的牙齒若是不怎麼健康，有可能反而會因此縮短壽命。

**牙橋**

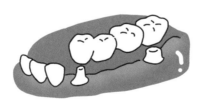

優點是不容易脫落，缺點是必須將兩側的牙齒削成小顆，才能當成牙橋的底座使用。

局部活動假牙是在假牙加上彈性軟床這種粉紅色樹脂，再以金屬線勾住兩側牙齒固定的方式。由於金屬線有礙觀瞻，所以通常會使用與彈性軟床同為粉紅色的樹脂鉤取代金屬線。

　　雖然局部活動假牙需要一段時間才能適應，但優點是容易拆下來，也很容易輕理，但咬合力就不如牙橋與植牙。有關假牙的保養方式請參考237頁的說明。

假牙

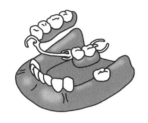
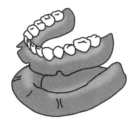

優點是方便拆卸與容易保養，缺點是咬合力不足。

局部活動假牙　　　　　全口活動假牙

　　植牙則是在失去牙齒的顎骨植入鈦材質的螺絲狀零件。由於這個零件會與骨頭結合，所以咀嚼時與真牙無異，也不需要將旁邊的牙齒削小顆。牙齒被削成小顆後，壽命就會縮短，所以若想讓口腔長保健康，植牙可說是最理想的治療方式。

植牙

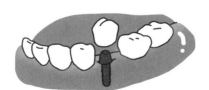

優點是咀嚼的感覺與真牙差不多，缺點則是必須進行外科手術。

右表是各種治療方法的特徵。

| | 牙橋 | 局部活動假牙 | 植牙 |
|---|---|---|---|
| 穩定性 | 透過兩側的牙齒固定 | 需要定期調整 | 穩定性極高 |
| 咬合力 | 與真牙幾乎相同，但還是會受到兩側的牙齒影響 | 不太適合咀嚼硬物以及黏性較高的食物。若是全口活動假牙，咬合力會下降許多（只剩五分之一左右） | 與真牙相同 |
| 治療期間 | 1個月至3個月 | 1個月至3個月 | 3個月至半年 |
| 壽命（平均） | 保險：2年<br>自費：5年～ | 保險：2年<br>自費：5年～ | 10年以上（半永久性的） |
| 治療費用 | 保險：約2萬元～<br>自費：15萬元～ | 保險：約1萬元～<br>自費：約30萬元～ | 約30萬元～ |

譯註：治療期間、治療費用皆為日本的情況。

　　想提醒大家的是，**每位患者的口腔環境、牙齒狀況都不同，所以上述的優缺點也無法一體適用**。建議大家先到牙醫診所接受全面的診療與了解相關的細節。通常患者都無法自行決定該採用哪種假牙，所以就算只想諮詢也沒關係，請務必去一趟牙醫診所。

# Q 保險支付與自費治療的假牙有何不同呢？

# A 在此介紹這兩種假牙的優缺點，以及只有自費治療才能做到的部分。

保險支付與自費治療的假牙之間，最明顯的差異在於「**最終目標**」。這裡說的「最終目標」是指大家對於**功能、外觀與費用**的選擇。簡單來說，這兩種假牙的差異如下。

保險支付的假牙：便宜，至少能咀嚼的假牙
自費治療的假牙：美觀，方便咀嚼、耐用，較舒適

保險支付的治療範圍有限，而自費治療的假牙則有下列幾項堅持與優點。（編按：目前台灣尚未將植牙列入健保給付範圍，因此仍屬自費療程。個人醫療保險則根據各公司條款不盡相同，理賠項目各有不同。）

## ① 材質不受限制

保險支付的假牙只使用政府指定的材質。就算明明知道有剛性（強度）不足，不方便咀嚼這類問題，但能使用的金屬有限，所以無法得到想要的功能，有時候還會在咀嚼食物的時候，覺得牙齦很痛。

反觀自費治療的假牙就能隨心所欲地使用更好的材質，所以就能使用更合適的金屬製作假牙。

## ② 能製作機能性的模型

　　這部分也有材料的限制，所以保險支付的假牙沒辦法製作不會對牙齦造成過多壓力的機能性模型，所以戴上這類假牙通常比較容易出現疼痛。

　　自費治療的假牙則可以使用比較不會對牙齦造成壓力的材質，也就能製作出機能性模型，當然就能製作出不易造成疼痛，適合牙齦的假牙。

## ③ 可以兼顧美觀

　　保險支付的假牙無法顧及美觀，所以金屬線一定會露在剩下的牙齒外面。

　　自費治療的假牙則可透過一些技術讓金屬線穿過看不見的位置，甚至可以換成不那麼突兀的裝置，所以不仔細看，也看不出是假牙。

## ④ 佩戴的感覺較為舒適

　　保險治療的假牙無法使用較薄的金屬，所以假牙通常比較厚。

　　自費治療的假牙可以使用強度較高的金屬，所以金屬的部分可以做得非常薄，戴起來也比較舒服。

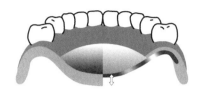

選擇自費治療就能選擇極薄的金屬軟床。

## ⑤ 比較不會對剩下的牙齒造成負擔

就算想延長剩下的牙齒的壽命，保險支付的假牙在構造上，就是會造成剩下的牙齒負擔，導致口腔的健康壽命縮短。

自費治療的假牙則可使用比較不會對剩下的牙齒造成負擔的構造，而且還能視情況使用植牙，兼顧功能與耐用度。

如果不想花太多錢，也想早一點擁有至少能夠咀嚼食物的假牙，建議選擇保險支付的假牙。如果覺得費用與時間不是問題，想擁有量身打造的假牙，就建議選擇自費治療的假牙。

假牙是每天都要使用的東西，也可說是某種人工臟器，讓我們有機會挽回失去的器官。如果實在不需知道該怎麼選擇適合自己的假牙，建議大家先與牙醫師諮詢。假牙的選擇會隨著「**最終目標**」而有所改變。

# Q 一旦裝了假牙，就不能隨心所欲地吃東西了？

# A 每個人的情況都不同，但可以利用一些治療方式補救。

就算是裝了全口活動假牙，或是在臼齒的部分安裝局部活動假牙的患者，只要牙齦或是下方的骨頭還算健全，就不用太擔心飲食的問題。不過，部分的牙齦萎縮，或是骨質流失過多的患者，就很難像是本來的牙齒還在的時候，隨心所欲地吃東西。因此本院提供了幾種治療方式，解決這個問題。

## 覆蓋式活動假牙（implant overdenture）

這是在以牙齦支撐的假牙下方植牙，強化假牙（denture）咬合力的方法。

這種方法的優點在於只需要部分植牙就能強化咬合力。就常理而言，失去幾顆牙齒就要植幾顆牙，但在這種情況下，只需要植入人工牙根，所以就算失去了很多顆牙齒，也只需要植入1～2根人工牙根，算是非常符合成本的治療方式。

缺點就是與一般的植牙一樣，都需要動手術，而且因為假牙而變得太瘦的牙齦也無法植牙。

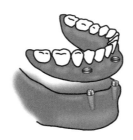

植入1～2顆牙齒之後，就能強化假牙的咬合力。

## 無鉤式活動假牙

　　如果覺得假牙的金屬部分有礙觀瞻，建議選擇完全看不到金屬鉤具的無鉤式活動假牙。無鉤式活動假牙的英文是「Non-metal clasp denture」，顧名思義，「**Non + metal clasp（金屬鉤具）**」就是沒金屬鉤具。這種方式是以粉紅色的樹脂代表金屬鉤具。由於與牙齦同色，所以優點在於看不出戴了假牙，也能顧及外表。此外，這種方法會在看不見的地方使用金屬，補強假牙的構造，所以也不算是完全不使用金屬。

　　要注意的是，樹脂的部分越多就越不耐用，不太建議想要用咀嚼的人採用。

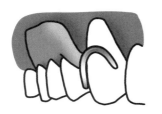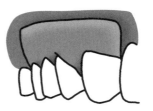

看不見金屬鉤具，較為自然的方法。

## 雙重冠假牙

　　如果牙齒還有一定的數量，也希望假牙能夠更耐用，而且體積更小的話，可選擇雙重冠假牙。這種方式可將假牙的體積降至最低，還不需要在剩下的真牙套上金屬零件，所以完全能顧及美觀，而且就算是套在上方的牙齒也不會覺得不舒服。

　　此外，這種方法會盡量以真牙支撐假牙，所以能保有相當的咬合力。另一項特徵則是比其他種類的假牙更加耐用。若是其他種類的假牙，會在做為支撐的真牙斷裂時必須重做，但是雙重冠假牙卻只需要把缺牙的部分補起來即可。

　　這種方式的缺點就是昂貴，而且拿掉假牙的時候會看到銀牙，看起來不太美觀。

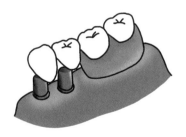

優點在於連金屬線都不會使用，而且還便於咀嚼。

## 卡榫

常有患者問我「**我是想做全口活動假牙，但我還有幾顆牙根留著，這些牙根真的沒用了嗎？**」。以敝院而言，就算是已經搖搖欲墜的牙齒，也不會隨便拔掉，因為就算只剩下牙根，只要安裝磁鐵或是**卡榫**，就比較不會搖晃與脫落。

就算牙齒只剩一顆也能裝卡榫，而且只要設計得當，效果也很顯著。如果剩下的牙齒夠多，還是能隨心所欲地咀嚼。

不過，若是牙齒已經爛到留不住，或是很難清潔，蛀得千瘡百孔的牙齒，就很難採用這種方法。其實當牙齒因為牙周病而鬆動，就很難撐住假牙，此時若在這種牙齒安裝卡榫，有可能反而會覺得很痛。

此外，假牙的強度不足也有可能導致無法盡情咀嚼。由於最近的金屬不斷漲價，所以保險支付的假牙有可能無法使用強化結構的金屬。若是以這種強度不足的假牙咀嚼，假牙有可能會陷入牙齦，導致牙齦疼痛，也有可能因此無法以適當的力道咀嚼。

如果擔心自己的假牙有類似的問題，請用手指拿著假牙彎彎看，如果能彎得動，代表強度不足。

> **！邁向100的重點**
>
> 不想因為假牙而無法隨心所欲吃東西的人，其實有很多選項與方案。建議大家多花一點耐心與牙醫師討論吧。

# Q 人生第一次做了假牙。
有什麼需要特別注意的事情嗎？
又該怎麼戴假牙呢？

# A 讓我們一起學習保養假牙的方法，
延長假牙的壽命吧。

只要每天清潔與定期保養，就能延長假牙的壽命。反過來說，假牙不是做好就可以置之不理，還是要進行一些細微的調整，形狀才能更符合患者的口腔。

若是選擇假牙這種治療方式，就比較不需要把牙齒磨成小顆，也不需要像植牙那樣接受手術，就算之後需要有人照護，也能輕鬆地自行保養牙齒。

一開始或許會不太適應假牙。就算是技術高超的牙體技術師製作的假牙，一放進患者的口腔還是會有微妙的落差。牙齦會被假牙壓出壓痕而變形，所以剛開始使用的1～2週一定會需要調整假牙。

請大家把這1～2週當成適應假牙的期間。

剛戴假牙很容易咬到舌頭，所以這段期間先不要吃太過堅硬的食物，在調整完成之前，先吃較柔軟的食物就好。假設一戴上假牙就覺得怪怪的或是很痛，請立刻前往牙醫診所，請牙醫師幫忙檢查牙齦與假牙之間有沒有縫隙，或是壓力不平均的部分，也要確認與調整咬合的部分。

　　當假牙調整完畢，也與口腔融為一體之後，可再進行精密的調整，讓假牙滿足患者在功能面的需求。

　　接著讓我們學習戴上假牙與拿下假牙的方法。其實不管是戴上去還是拿下來都是有祕訣的。

## 穿脫祕訣

### 局部活動假牙

「戴假牙的時候」

①用兩手的手指捏住金屬零件。

②一邊往內壓緊有金屬零件的牙齒，一邊用手指輕輕地將金屬零件按下去。

③輕輕地咀嚼，確認假牙的位置沒問題。

＊如果直接用牙齒將假牙咬進位置（嵌入位置），有可能會將金屬零件的部分咬壞。

「脫假牙的時候」

① 與戴假牙的時候一面，利用手指抓住金屬零件以及有金屬零件的牙齒。

② 若是上方的假牙，就輕輕地往正下方施力，若是下方的假牙，則是往上方輕輕地施力，就能拿下假牙。

＊ 如果只有一邊拆下來，請先裝回去，重拆一遍，千萬不要硬拔下來。

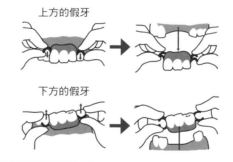

上方的假牙

下方的假牙

## 全口活動假牙

「戴假牙的時候」

①戴假牙之前，為了讓假牙更密合，先將假牙弄濕。

②一邊對準臼齒的位置，一邊嵌入假牙。抓住門牙的部
　分會比較好戴。

③如果是上方的假牙可用拇指將中央的部分往上推，如
　果是下方的假牙則可以用兩手手指輕輕地往正下方壓
　緊。

＊　如果上下兩排牙齒都是全口活動假牙，建議先從下排
　　的活動假牙開始戴，會比較容易一點。

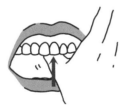

用拇指將彈性軟床的中央部
分壓緊，讓假牙與口腔的黏
膜貼合。

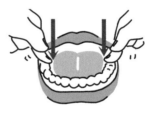

用手指按壓臼齒，讓活動假
牙順著顎部的黏膜緩緩往下
壓緊。

「拆下假牙的時候」

① 第一步先捏著門牙。如果是上方的假牙，就往前方傾斜，如果是下方的假牙，就將拇指靠在門牙的牙齦上，再將假牙往上拔起來。

② 要讓臼齒與口腔的黏膜快速脫離，可試著讓空氣流入臼齒與黏膜之間。

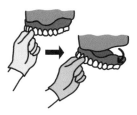

上方的全口活動假牙

下方的全口活動假牙。

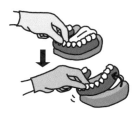

捏住假牙的門牙

讓空氣進入臼齒與牙齦之間，
臼齒與口腔黏膜才能快速脫離。

就算是與口腔形狀完全吻合的假牙，在經年累月的使用之後，還是有可能會變得不那麼貼合。比方說，人工假牙會磨損，粉紅色的彈性軟床也會裂開，金屬零件的部分會變色、變鬆，導致假牙戴不緊，這些假牙的耗損都會讓假牙與口腔不再吻合。

如果覺得假牙戴不緊或是戴起來很痛，請立刻就醫，讓牙醫師幫忙修理與調整。如果對這類零件問題視而不見，最糟的情況就是支撐顎部的骨頭流失，沒辦法再戴假牙，所以只要覺得不舒服，就請立刻與牙醫師討論。

# Q 既然假牙是人工製造的，應該就不會蛀牙了吧？還需要每天保養嗎？

# A 不好好保養，假牙就會成為細菌的溫床，也有可能會破損。

假牙的確與真牙不同，既不會蛀牙，也不會有牙周病的問題，但還是會卡齒垢或牙結石，所以依舊得每天清潔。既然是量身打造的假牙，那麼最好每天好好保養，才能用得長長久久。

局部活動假牙會讓其他的牙齒容易蛀牙與出現牙周病的問題，尤其要注意金屬鉤鉤住的牙齒。

如果沒有好好保養假牙，也很容易出現口臭或嘴破的問題。如果假牙不小心染到顏色，或是卡了一堆牙結石，也有可能會很難清理，而且硬是清理，還有可能造成假牙破損，所以這時候得去牙醫診所接受超音波洗牙。此外，假牙的金屬也會變色，假牙本身也會出現裂縫，一發現這些問題就及早前往牙醫診所接受治療吧。

雖然有些人在製作假牙的時候，已經請教牙體技術師保養假牙的方法，但不妨讀一讀下列的內容，複習一下保養假牙的方法。

## ～用餐之後的保養～

　　為了避免假牙摔破或是被沖進排水口，建議先將臉盆或洗臉台放滿水再清洗。刷牙時，請使用假牙專用牙刷清洗。假牙牙刷的刷毛比一般牙刷的刷毛更有韌性，也是更方便用力的形狀。有些人會在清潔假牙的時候使用牙膏，但盡可能不要使用有研磨劑的牙膏，以免磨傷假牙。

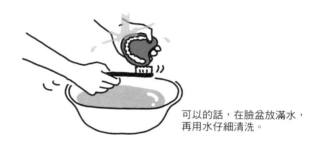

可以的話，在臉盆放滿水，
再用水仔細清洗。

　　局部活動假牙的金屬零件是很容易藏汙納垢的部分，清潔假牙時，可針對這個部分仔細清洗。

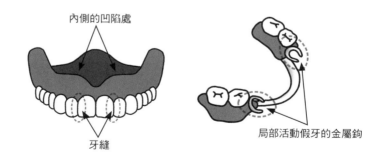

內側的凹陷處

牙縫

局部活動假牙的金屬鉤

　　也不要忘記仔細清潔剩下的牙齒。尤其在刷牙的時候，要特別注意金屬鉤鉤住的牙齒與假牙接觸的牙面。讓牙刷抵在牙根，小幅度地輕輕刷，將卡在牙縫裡面的汙垢刷出來。

依照①～③的順序刷洗容易卡汙垢的部分。

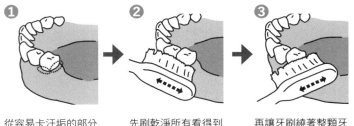

從容易卡汙垢的部分
開始刷。

先刷乾淨所有看得到
的部分。

再讓牙刷繞著整顆牙
齒輕輕刷。

## ～睡前保養篇～

　　除了在用餐之後清理假牙，也可以將假牙泡在假牙清潔劑裡面，去除牙刷沒辦法刷掉的汙垢、細菌與黴菌。建議一天一次，以假牙清潔劑清洗假牙。

　　先將假牙清潔劑放進溫水，再將假牙放進去。這時候建議大家使用假牙專用盒，而不是隨便找個杯子，因為假牙有可能沒辦法整個放進杯子，水放太多也會導致假牙清潔劑稀釋。

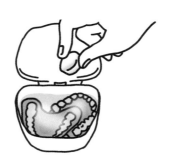

讓假牙完整泡在水裡。

　　此外，這時候若將假牙泡在熱水裡，假牙有可能會因此變形，所以務必使用與泡澡溫度差不多的溫水，也要嚴格遵守浸泡的時間。

　　如果不打算立刻使用假牙，最好將假牙泡在盛滿水的假牙專用盒或是包在吸飽水的紗布裡面，讓假牙保持濕潤的狀態，因為假牙一旦乾燥就會變形，有時還會出現裂縫。

# Q 聽說被局部活動假牙的金屬鉤鉤住的牙齒會越來越糟，是真的嗎？

# A 是真的。
雖然這個答案讓人覺得很無奈，
但金屬勾的確會造成牙齒負擔。
可利用假牙的設計減輕牙齒的負擔。

「才剛做好假牙，沒多久真牙就掉了」，我很常聽到患者如此抱怨。

令人遺憾的是，真牙與假牙的適性不佳，真牙也不會從一開始就長成方便局部活動假牙的金屬鉤鉤住的形狀。所以牙醫師通常會盡可能將假牙「**設計**」成比較不會造成真牙負擔的形狀。

之後再稍微將真牙磨成需要的形狀。如果已經套了假牙冠，還有可能重新做一個假牙冠，以便與假牙的金屬鉤匹配。各種金屬鉤的形狀都有很深的學問，所以在決定金屬鉤的設計時，要考慮的面向也非常多，例如要考慮用於支撐的真牙是什麼形狀，還要考慮金屬鉤的方向、位置，而且還要考慮咬合的問題。

正因為要考慮的因素非常多，建議大家與能夠綜合判斷口腔整體環的牙醫師討論。

# Q 為什麼 假牙會變得不適合？

## A 因為牙齦變瘦了。 建議大家定期接受保養。

大家是否有過以為做了假牙就放心了，結果牙醫診所還要你定期接受檢查的經驗呢？

**「為什麼做了假牙還得定期去牙醫診所接受保養呢？」**

**「為什麼得一直去給牙醫檢查呢？」**

應該有些人會有這類疑問。

其實假牙與真牙一樣，也必須定期保養。這是因為時間一久，假牙下面的牙齦會變萎縮，導致假牙變得不適合。

如果一直使用不合適的假牙會有什麼結果？一開始完全不會發現任何問題，因為只有一部分不適合的話，其他的牙齦會幫忙撐住假牙。可是當時間一久，假牙就更無法與牙齦貼合，也就沒辦法戴緊，如此一來，在吃東西的時候，假牙就會與牙齦磨擦。習慣用力咀嚼的人，甚至會造成牙齦潰瘍。

此外，長時間使用不合適的假牙的話，顎部的關節有可能在不知不覺位移，導致咀嚼的效率越來越差。

假牙不是做完就沒事了，請大家務必定期接受檢查喲。

# Q 我拔牙了。目前正在考慮裝牙橋，但是臼齒也能裝牙橋嗎？

# A 最理想的牙橋是兩邊都有牙齒可以固定，如果只有單邊，用來固定牙橋的真牙容易受傷，牙橋也相對不耐用。

「**牙橋**」這種治療方式會在拔掉的牙齒之處放一顆假牙，再於兩側的牙齒套上與該假牙連結的假牙冠。

牙橋的優點在於

①一直固定在牙齒上，所以比較不會不舒服。

②與真牙的咬合力相當

③自費治療的牙橋與真牙在外觀上類似，可以兼顧美觀。

反之，牙橋的缺點則有下列三點。

①要在兩側的牙齒套上假牙冠，所以若是兩側的牙齒塞不進假牙冠，就必須磨成小顆。
②假牙冠與中間的假牙連結的部分容易卡汙垢，必須常常清理與保養。
③兩側用於支撐的牙齒會承受比其他牙齒更多的壓力，所以壽命會縮短，口腔健康也間接受損。

如果不希望牙齒被磨得太小顆，也可以選擇「**固定式牙橋**」這種治療方式。

近年來，由於黏著技術越來越發達，所以固定式牙橋這種治療方式也才得以實現。這種治療方式的優點在於不太需要將牙齒磨成小顆，只需要在牙齒的背面黏上陶瓷貼片，所以不需要像傳統式牙橋那樣套假牙冠，牙齒也就不需要磨小，而且也完全符合美觀的需求。

缺點就是這種治療方式幾乎都得自費，而且牙齒磨掉得比較少，相對的，也比傳統式牙橋更容易脫落。

再者，出問題的若是最後面的臼齒，也很難以牙橋這種方式治療。假設要以牙橋的方式治療最後面的臼齒，臼齒後面的部分就得承受來自牙橋的壓力，這股有如槓桿的壓力也會對支撐牙橋的牙齒造成過多的負擔。

一般的牙橋

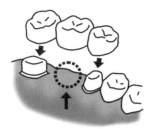

拔齒的位置
（牙齒與牙齒之間）

延長牙橋

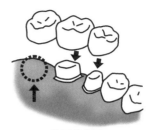

拔牙的位置
（最深處）

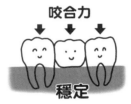

兩側都有支撐的牙齒，支撐的牙
齒就不用承受過多的壓力。

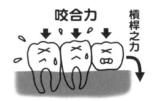

假設只由一邊的牙齒撐住牙橋，
支撐牙橋的牙齒就會像是蹺蹺板
的一端，承受過多的壓力，也更
容易受傷。

# Q 植牙後，就不能照MRI？

# A 完全不用擔心這點，但有件事需要注意。

接受MRI（核磁共振）檢查的時候，身上之所以不能有金屬物品，主要有兩大理由。

第一個理由是，MRI這種裝置就像是一塊超大的磁鐵，所以會吸附所有的金屬。許多人或許想像過金屬吸附在MRI裝置的畫面吧。

第二個理由是金屬會讓MRI圖片出現雜點，也就是可能無法得到清晰的MRI圖片。

植牙的材質是鈦，而鈦是沒有任何磁性的金屬，所以接受檢查時，顎部不會被MRI拉著跑，而且就算牙齒裡面有補充物或是裝了牙橋，也不會因為這類金屬而出現問題。

鈦是順磁性的金屬，不太會被磁鐵吸引，所以也不太會讓MRI圖片出現雜點。

此外，最近也有使用氧化鋯的植牙療程。氧化鋯又被稱為人工鑽石，是一種人體不太排斥，極度安全的物質。由於不是金屬，所以也不會讓MRI圖片出現雜點。

唯一要注意的是，如果安裝了以磁鐵固定的假牙，就要先拆掉假牙再拍攝MRI圖片。

# Q 我在考慮要不要植牙這件事，但我覺得有點可怕……想知道更多有關植牙的事情。

# A 植牙是外科手術，所以會害怕是正常的。讓我們一起了解植牙到底是怎麼一回事吧。

在失去牙齒的位置植入金屬，再於露在外面的金屬加裝人工牙齒的治療方式稱為「植牙」。

或許有些人以為這是一種新的治療方式，但其實早在1960年代，瑞典就曾進行臨床實驗，日本則是在1980年代開始研究這類治療，現在也有許多製造商生產相關的材質，植牙的技術與安全性也提升不少。

植牙與牙橋或局部活動假牙在本質上完全不同，因為植牙不會對周圍的牙齒造成額外的負擔，能自行直挺挺地站著。

其他的治療方法一定都會對周圍的牙齒造成負擔，但植牙是另外植入人工牙根，等於是直接多了一顆牙齒，所以與真牙一樣咀嚼。不會讓周圍的牙齒受傷，也不會覺得口中有異物這兩點，也是優點之一。

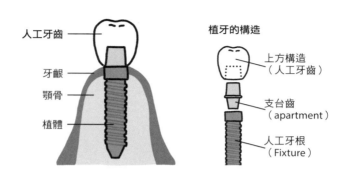

人工牙齒
牙齦
顎骨
植體

植牙的構造

上方構造
（人工牙齒）

支台齒
（apartment）

人工牙根
（Fixture）

　　話說回來，不是所有人都適合接受植牙治療。比方說，顎骨的厚度與高度不足的人，就不太能接受植牙治療。

　　失去牙齒之後，不再需要支撐牙齒的骨頭會慢慢地被吸收，也會越變越小。一旦骨頭變得太小，就不能進行植牙治療，也有可能很難裝牙橋或是局部活動假牙，所以一旦少了牙齒，請盡可能早一點到院治療。

　　骨頭太小或是有牙周病的患者，必須在進行植牙治療之前，先接受其他的治療。這類整頓口腔環境的治療又稱為「**前置處理**」。

　　讓萎縮或是變薄的骨頭增厚的治療稱為補骨治療，也是一種非常專業的治療，難度會隨著補骨的份量與場所而增減，建議大家在接受這類治療之前，先拍一張立體的電腦斷層照片，再聽取牙醫師的治療計畫。

此外，人工植體通常會採用鈦金屬製作，因為鈦金屬是不太會容易造成過敏的金屬之一，在醫療業界也是備受信賴的金屬材質，不過，這不代表毫無風險可言，因為有些人就是會過敏，此時有可能會以氧化鋯這種材質代替。

植牙會造成全身性的影響。老菸槍或是糖尿病患者的植牙成功率通常較低，所以前者通常得在植牙前後一個月戒菸，後者的話，則需要牙醫師與內科醫師攜手治療。此外，顎部還沒發育完整的未成年人也不能接受植牙治療。此外，正在接受抗癌藥物或化療的患者，也有可能在術後出現不適症狀。

植牙的第一步是將植體植入骨頭。植體與骨頭大約要1～4個月才會完全結合。這部分與骨頭的癒合速度有關，而每個人的癒合速度都不同，所以需要耗費較多的時間也是植牙治療的問題之一。

手術之後會不會又痛又腫，端看手術的方式，而且每個人的體質也不盡相同，但通常只會微微痛個一天左右。如果進行了補骨治療，有可能會腫個一週左右。大部分的人在第一次植牙時都很不安，但院方會盡力避免患者感到疼痛，所以大家盡管放心。不過，要是越來越痛的話，就要立刻去牙醫診所接受檢查。

要注意的是，雖然植牙使用的是人工牙齒，不會有蛀牙的問題。但還是會像真牙一樣出現牙結石或是齒垢，進而造成牙周病發生（植體周圍炎）。**植體周圍炎**的可怕之處在於與原本的牙周病不同，不會讓牙齒變得搖搖欲墜，也不會在咀嚼食物的時候覺的痛，等到問題浮上檯面時，通常都已經到了不得不拔掉植體的地步。

　　所以在接受植牙治療之後，除了每天要刷牙，以及利用牙線清潔牙齒，還得定期接受檢查以及洗牙，還得定期接受自我保健的方式以及刷牙方式是否正確的檢查。

# Q 既然植牙治療非常昂貴，而且還得動手術，那麼植牙能用一輩子嗎？

# A 很可惜的是，植牙沒辦法用一輩子。

這也是很常被問到的問題。植牙是人工牙齒，所以沒辦法用一輩子。

植牙主要由三個部分組成，最難修復的是稱為「**人工牙根**」的部分。一旦植體斷裂或脫落，就必須重新植入。

**植牙的構造**

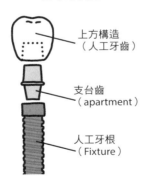

上方構造
（人工牙齒）

支台齒
（apartment）

人工牙根
（Fixture）

由於重新植牙需要大量的時間與金錢，所以無論如何要避免這類情況發生。

　　人工牙根通常會在植牙持續遭受重壓的時候折斷。

　　為了避免這個情況發生，植牙時，通常會在正中央安裝植體螺絲，做為緩衝壓力的安全裝置。當植牙持續承受高壓時，植體螺絲會不斷地緩和壓力，所以在人工牙根斷裂之前，整顆植牙會先鬆動。如果一直周而復始地讓植牙承受高壓，植體螺絲就會出現摩損，所以建議大家定期更換植體螺絲。

　　此外，如果總是讓植牙承受多餘的壓力，就必須適時調整咬合的方式，或是戴上減少磨牙機率的牙套，避免這類問題發生。

## 結語

感謝各位讀到最後。

感謝各位讓我有這個機會介紹各種讓牙齒的壽命延長至100歲，讓口腔永保健康的方法、知識與重點。

**「與想像中的牙科以及治療方式完全不同」**

**「原來牙齒的健康與壽命有關啊」**

**「我也要培養這種習慣」**

如果各位讀者能在讀完本書之後，得到上述的發現或驚訝，那真是作者的榮幸。

除了得到這些知識之外，若能真的付出行動，養成接受定期健檢的習慣，那更是作者由衷感謝的事情，因為這可說是讓牙齒的壽命延長至100歲的第一步。

本書之所以採用如此袖珍的版型，是希望各位讀者在牙齒或是口腔出了問題時，能立刻拿起來翻閱。

隨著年紀增長，牙齒與口腔也會出現不同的問題。本書的內容是根據各種場面所寫，所以當大家在面對結婚或是生小孩這類人生大事，或是明明工作忙得要死，牙齒卻突然痛了起來的時候，請務必再度翻閱本書，尋找解決牙齒與口腔問題的方法。

屆時一定能找到一些選擇治療方式的線索或靈感。

現代社會被譽為資訊社會，網路與社群媒體充斥著不同的意見。在這種資訊氾濫的時代之下，我們必須耗費更多時間才能找到正確答案。

比方說，常有患者會問我「用餐後，到底要不要立刻刷牙？還是隔30分鐘再刷牙？」但其實兩者都是正確答案。

如果是讀完本書的讀者，想必已經知道為什麼兩者都是正確答案，因為當下的情況以及每個人的口腔環境都是不同的，所以兩者都是正確答案。

我堅信依照患者的習慣、口腔的狀況提供量身打造的療程或是給予建議，是我們牙醫師的職責所在。

可惜的是，有些牙醫師習慣以高高在上的態度單方面說明治療方針，所以當患者突然被專業的牙醫師問「有沒有什麼問題？」通常很難當場問清楚，而且應該有不少患者都遇過類似的情況。

如果真的遇到這類情況，請務必活用本書介紹的內容。比方說：

**「好像還有○○療程可以選擇，那種療程適合我嗎？」**
**「就算是同一種治療，自費治療與保險支付的治療有什麼不一樣？」**

由衷希望本書能幫助大家面對牙醫師的詢問，以及幫助大家補充知識，讓大家擁有提出問題的能力，更希望能夠抹去大家在接受牙齒治療時的不安。

希望大家都能讓口腔一直維持健康，直到100歲的時候，以及享受快樂與富足的人生。

2021年7月

EMPATHY牙醫診所院長

魚田真弘

讀後心得與諮詢請掃描下列的QR碼

Website　　　　　Facebook
（網站）　　　　　（臉書）

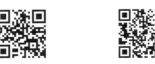

# 牙齒好 遠離99% 健康未爆彈

**萬病源於口！Q&A掌握保健關鍵，**
**預防牙周病、失智、中風、心肌梗塞、糖尿病、肺炎**

**作者**魚田真弘
**譯者**許郁文
**主編**趙思語
**責任編輯**王佩翊
**封面設計** Zoey Yang
**內頁美術設計**董嘉惠

**執行長**何飛鵬
**PCH集團生活旅遊事業總經理暨社長**李淑霞
**總編輯**汪雨菁
**行銷企畫經理**呂妙君
**行銷企劃專員**許立心

**出版公司**
墨刻出版股份有限公司
地址：台北市104民生東路二段141號9樓
電話：886-2-2500-7008／傳真：886-2-2500-7796
E-mail：mook_service@hmg.com.tw
**發行公司**
英屬蓋曼群島商家庭傳媒股份有限公司城邦分公司
城邦讀書花園：www.cite.com.tw
劃撥：19863813／戶名：書虫股份有限公司
香港發行城邦（香港）出版集團有限公司
地址：香港灣仔駱克道193號東超商業中心1樓
電話：852-2508-6231／傳真：852-2578-9337
城邦（馬新）出版集團 Cite (M) Sdn Bhd
地址：41, Jalan Radin Anum, Bandar Baru Sri Petaling, 57000 Kuala Lumpur, Malaysia.
電話：(603)90563833 ／傳真：(603)90576622 ／E-mail：services@cite.my
**製版·印刷**漾格科技股份有限公司
**ISBN**978-986-289-752-2·978-986-289-755-3（EPUB）
**城邦書號**KJ2065 **初版**2023年10月
**定價**400元
**MOOK官網**www.mook.com.tw
**Facebook粉絲團**
MOOK墨刻出版 www.facebook.com/travelmook

Original Japanese title: JINSEI 100 NENJIDAI HA WO NAGAMOCHISASERU RULE
Copyright © 2021 Masahiro Uota
Original Japanese paperback edition published by CrossMedia Publishing Inc.
Traditional Chinese translation rights arranged with CrossMedia Publishing Inc.
through The English Agency (Japan) Ltd. and AMANN CO., LTD.

**國家圖書館出版品預行編目資料**

牙齒好,遠離99%健康未爆彈：萬病源於口!Q&A掌握保健關鍵,預防牙周病、
失智、中風、心肌梗塞、糖尿病、肺炎／魚田真弘作；許郁文譯. -- 初版. -- 臺
北市：墨刻出版股份有限公司出版：英屬蓋曼群島商家庭傳媒股份有限公司
城邦分公司發行, 2023.10
256面；14.8×21公分. -- (SASUGAS ;65)
譯自：人生100年時代 歯を長持ちさせる鉄則
ISBN 978-986-289-752-2(平裝)
1.CST: 牙齒 2.CST: 牙科 3.CST: 健康法
416.9                111013837